Brainwalking

Aus Gründen der besseren Lesbarkeit haben wir uns entschlossen, durchgängig die männliche (neutrale) Anredeform zu nutzen, die selbstverständlich die weibliche mit einschließt.

Das vorliegende Buch wurde sorgfältig erarbeitet. Dennoch erfolgen alle Angaben ohne Gewähr. Weder die Autorin noch der Verlag können für eventuelle Nachteile oder Schäden, die aus den im Buch vorgestellten Informationen resultieren, Haftung übernehmen.

Wo Sport Spaß macht

Bettina M. Jasper

Brainwalking

Machen Sie Ihrem Gehirn Beine

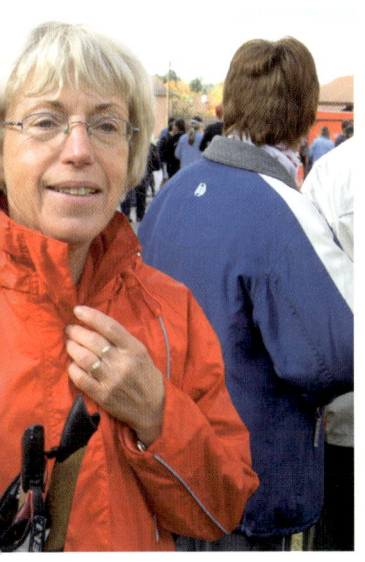 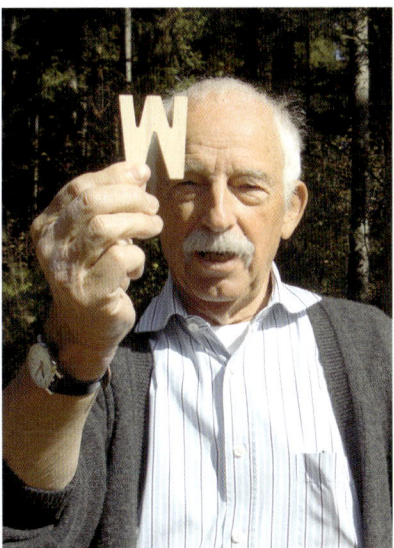 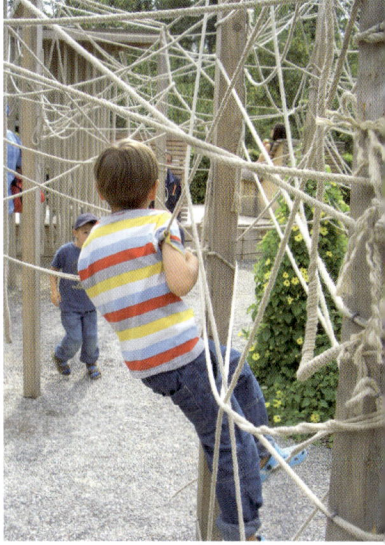

Meyer & Meyer Verlag

Papier aus nachweislich umweltverträglicher Forstwirtschaft.
Garantiert nicht aus abgeholzten Urwäldern!

Brainwalking

Bibliografische Information der Deutschen Nationalbibliothek
Die Deutsche Nationalbibliothek verzeichnet diese Publikation in der Deutschen
Nationalbibliografie; detaillierte bibliografische Details sind im Internet über
<http://dnb.d-nb.de> abrufbar.

Alle Rechte, insbesondere das Recht der Vervielfältigung und Verbreitung sowie das Recht der Übersetzung, vorbehalten. Kein Teil des Werkes darf in irgendeiner Form – durch Fotokopie, Mikrofilm oder ein anderes Verfahren – ohne schriftliche Genehmigung des Verlages reproduziert oder unter Verwendung elektronischer Systeme verarbeitet, gespeichert, vervielfältigt oder verbreitet werden.

© 2010 by Meyer & Meyer Verlag, Aachen
Aachen, Auckland, Beirut, Budapest, Cairo, Cape Town, Dubai, Graz, Indianapolis,
Maidenhead, Melbourne, Olten, Singapore, Tehran, Toronto
Member of the World
Sport Publishers' Association (WSPA)
Druck: B.O.S.S Druck und Medien GmbH
Satz: typeline, Dagmar Schmitz, Aachen
ISBN 978-3-89899-548-1
E-Mail: verlag@m-m-sports.com
www.dersportverlag.de

INHALT

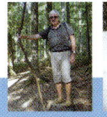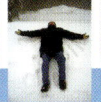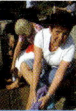

Inhalt

1	VORWORT oder DER WEG ZUM TITEL	7
2	BRAINWALKING – BEKANNTE AKTIVITÄTEN NEU KOMBINIERT	10
3	KOPFTRAINING ZU FUSS	14
3.1	Heikes erster Brainwalk	15
3.2	Denkend unterwegs	19
3.2.1	Dies und das	21
3.2.2	Alles, was rund ist	29
3.2.3	Die rote Tour	32
3.2.4	Ein- und Ausblicke	36
3.2.5	Auf den Spuren der Bäume	43
3.2.6	Auf Schritt und Tritt	50
3.2.7	Barfuß unterwegs	53
3.2.8	Stein auf Stein	55
3.2.9	Blütenpracht	59
3.2.10	Blätter und Nadeln	63
3.2.11	Wasser	67
3.2.12	Tierische Tour	69
3.2.13	Kräht der Hahn auf dem Mist ...,	72
3.2.14	In den Rebbergen	75
3.2.15	Schneeweiß	79
3.2.16	Strand und Meer	85
3.2.17	Sonne, Mond und Sterne	90
3.2.18	Geräusche und Klänge	94
3.2.19	Rundherum – Brainwalken im Stadion	97
3.2.20	Stadtbummel	101
3.2.21	Markttag	106
3.2.22	Stationen	110
3.2.23	Brainriding – Denktour auf dem Rad	116
4	ORGANISIEREN UND VORBEREITEN	122
4.1	Die Anbieter	123
4.2	Die Teilnehmer-Akquise	124
4.3	Die Gruppe	125

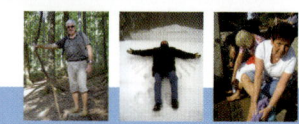

BRAINWALKING

4.4	Das Material	126
4.5	Der Zeitrahmen	129
4.6	Die Strecke	131
4.7	Die Kleidung	133
4.8	Das Wetter	134

5	**DIE NATUR ERLEBEN – DEN KÖRPER TRAINIEREN – DEN GEIST FORDERN**	**136**
5.1	Das ganzheitliche Training mit „Rundumeffekt"	137
5.2	Die Qualifikation der Leiter	142
5.3	Der Aufbau der Einheiten	143
5.4	Die Inhalte	144
5.4.1	Arbeitsgedächtnis	145
5.4.2	Gedächtnis	147
5.4.3	Kreativität und mehr	148
5.4.4	Vermitteln der Hintergrundinformation	150

6	**LITERATUR, SPIELE & ADRESSEN**	**151**
6.1	Literatur und Spiele	152
6.2	Adressen	154
6.3	Dank	156
6.4	Bildnachweis	157

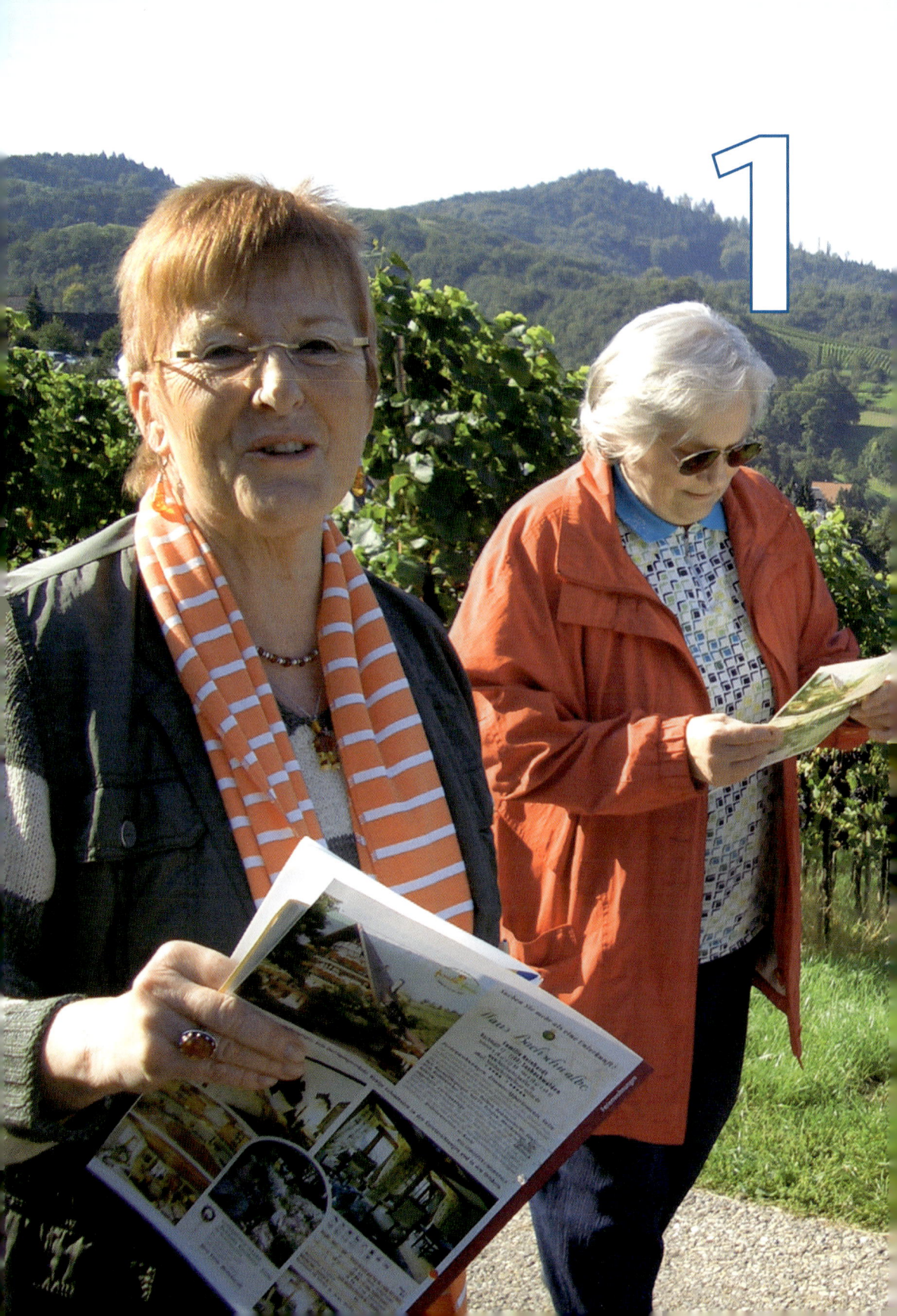

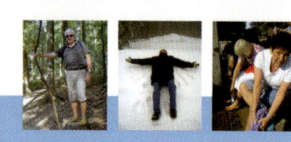

1 VORWORT
oder DER WEG ZUM TITEL

In den letzten Monaten erhielt ich zahlreiche Anfragen nach Literatur zum Thema BRAINWALKING. Einige Absender und Anrufer erinnerten sich an Denkspaziergänge, die ich seit vielen Jahren bei Workshops und Seminaren anbiete. Da lag die Vermutung nahe, dass ich bei der Literatursuche behilflich sein könnte. Doch die Denkspaziergänge sind nicht auf Grund einer Anregung aus Fachbüchern entstanden. Die landschaftlich reizvolle Umgebung der Denk-Werkstatt® in einer touristisch erschlossenen Region – der Ortenau im mittleren Schwarzwald – und die persönliche Erfahrung, dass das Bewegen in freier Natur Denkvorgänge äußerst positiv beeinflusst, waren die Auslöser für solche Angebote.

Was sich bei mir hinter dem Titel *Denkspaziergang* verbarg, entsprach völlig dem, was heute als BRAINWALKING angeboten wird. So wollte ich den Interessenten trotzdem Lesetipps geben und machte mich deshalb auf die Suche. Doch die Recherche blieb erfolglos. Da entstand allmählich der Gedanke, für Abhilfe zu sorgen und ein Buch zum Thema BRAINWALKING zu verfassen.

Der Deutsche Turner-Bund, der von Anfang an kompetenter Partner meiner Aktivitäten im Bereich „Denken & Bewegen" ist, zeigte sich einmal mehr aufgeschlossen und war sofort mit im Boot. Der Meyer & Meyer Verlag erwies sich als der richtige Ansprechpartner unter den Verlagen, sind doch hier bereits meine Titel *Brainfitness* und *Koordination & Gehirnjogging* erschienen. Die Bereitschaft, BRAINWALKING ins Programm aufzunehmen, war hier ebenfalls sofort vorhanden.

So entstand das vorliegende Buch, das ich mittlerweile als beinahe logische Konsequenz aus meinen beiden vorherigen Braintiteln betrachte. Vielleicht ist es auch einfach das Ergebnis jahrelanger Arbeit im Bereich Denken & Bewegen. Oder der Einfluss der Umgebung mit Weinbergen und unzähligen Wanderwegen, ausgeschilderten Walkingstrecken, Parks und Kuranlagen hat Wirkung gezeigt. Womöglich eine Mixtur aus alldem. Auf jeden Fall hat mir die Arbeit an diesem Buch viel Freude bereitet und mir die idealen Möglichkeiten, die im Bewegen in freier Natur liegen, einmal mehr bewusst gemacht.

VORWORT

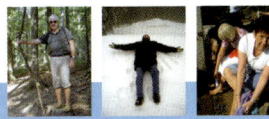

Übrigens, haben Sie schon einmal den Begriff BRAINRIDING gehört? Wohl kaum, denn es scheint ihn noch nicht zu geben. Trotz intensiver Recherche konnte ich keine Veröffentlichung dazu finden. Doch: Warum nicht mit dem Rad auf Tour gehen und dabei das Gehirn trainieren? Und warum dann nicht folgerichtig diesen Begriff benutzen? Vielleicht gibt das Kap. 3.2.23 „Brainriding – Denktour auf dem Rad" ja Radsportlern Impulse, sich damit auseinanderzusetzen.

Die im Buch dargestellten Aktivitäten sind ausdrücklich Beispiele. Sie warten darauf, von kreativen Übungsleitern, Gehirntrainern und anderen Gruppenleitern ausprobiert, angepasst, ergänzt und verändert zu werden. Ich hoffe, sie inspirieren zu einer Vielzahl eigener Interpretationen dessen, was sich unter dem Begriff BRAINWALKING verstehen und umsetzen lässt.

Im Übrigen können selbstverständlich naturbegeisterte Individualisten sich allein auf den Weg machen und sich aus den dargestellten Aufgaben ihr ganz persönliches Brainwalking-Programm zusammenstellen.

Bettina M. Jasper, Sasbachwalden

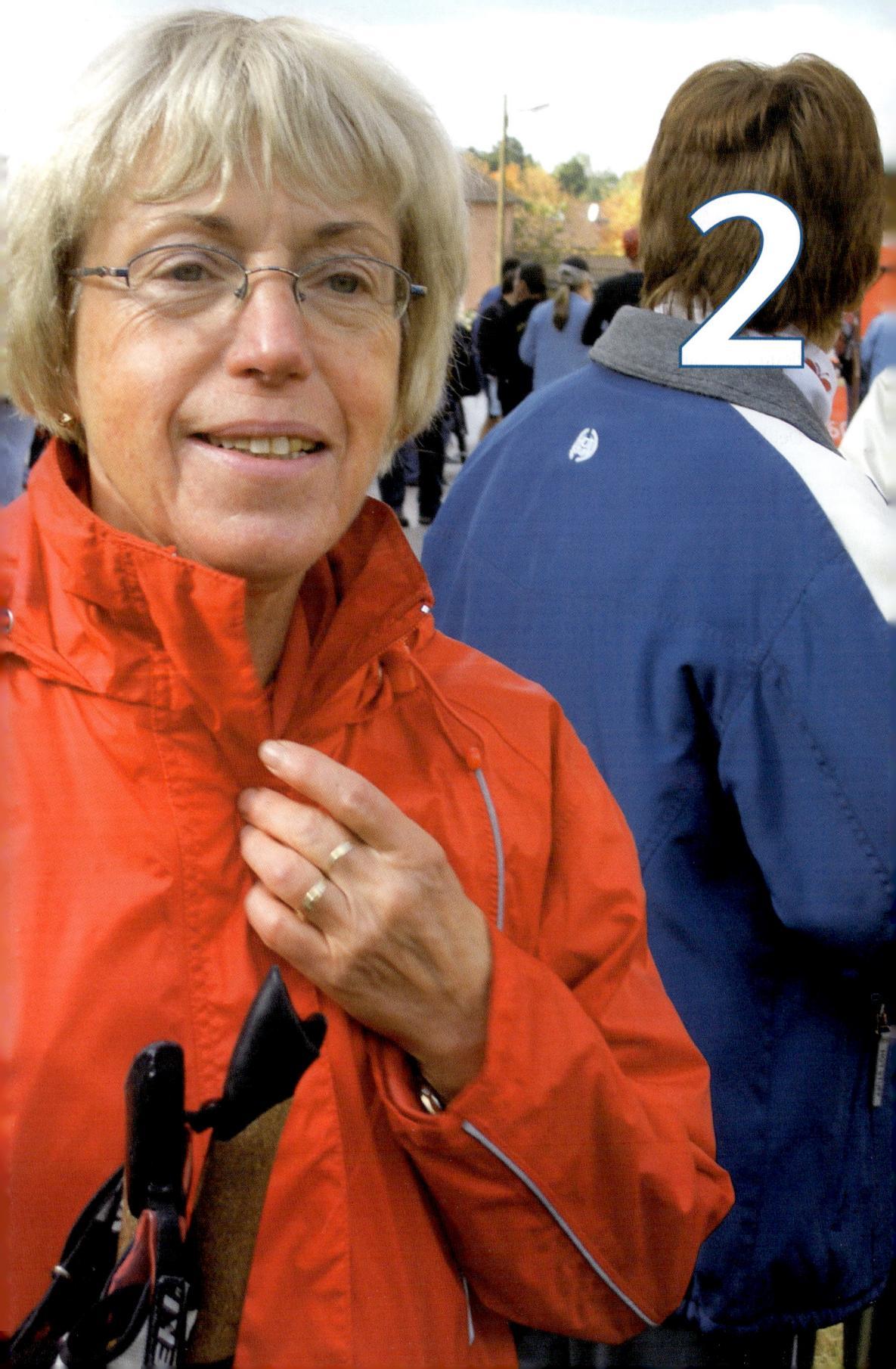

BEKANNTE AKTIVITÄTEN NEU KOMBINIERT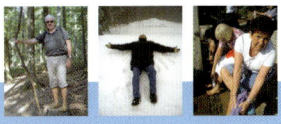

2 BRAINWALKING – bekannte Aktivitäten neu kombiniert

Was genau sich hinter dem Begriff BRAINWALKING verbirgt, ist bisher nicht eindeutig definiert. Wer sich auf dem Markt umschaut, erhält dennoch einigermaßen Klarheit beim Betrachten vorhandener Angebote unter diesem Titel.

Der Wortteil BRAIN signalisiert, dass es etwas mit dem Gehirn zu tun hat. Wahrnehmen, verarbeiten, denken, steuern, entscheiden, merken … das sind nur einige der kognitiven Tätigkeiten, die dabei angeregt und gefordert werden.

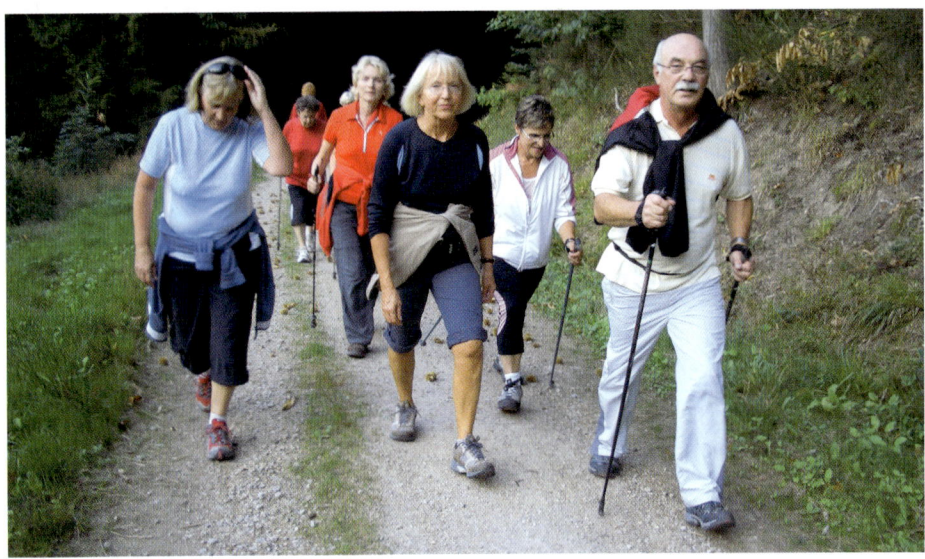

Bei den einzelnen Aktivitäten gibt es viele Ähnlichkeiten mit denen, die gewöhnlich in geschlossenen Räumen in Kursen für ein Gehirn- und Gedächtnistraining angeboten werden. Viele finden jetzt in der Fortbewegung statt am Tisch statt.
   Doch die Beschreibung ausschließlich darauf zu reduzieren, wäre zu einfach und würde dem nicht gerecht, was sich tatsächlich abspielt. Allein der Veranstaltungsort unter freiem Himmel gibt Übungen und Spielen neue Impulse, eröffnet weitere Möglichkeiten und intensiviert Wirkungen.

Der Wortteil WALKING macht deutlich, dass es sich um Fortbewegung handelt. Beim Brainwalken bleibt niemand stehen. So viel ist klar. Wie diese Fortbewe-

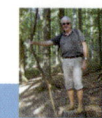 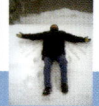 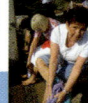

BRAINWALKING

gung allerdings aussieht, das ist von Ort zu Ort, von Gruppe zu Gruppe und von Anbieter zu Anbieter sehr unterschiedlich. Und das ist gut so, denn es eröffnet Menschen aller Altersgruppen, Interessen und Neigungen die Möglichkeit, sich zu beteiligen, dies vor allem angepasst an ihr ganz persönliches körperliches Leistungsniveau.

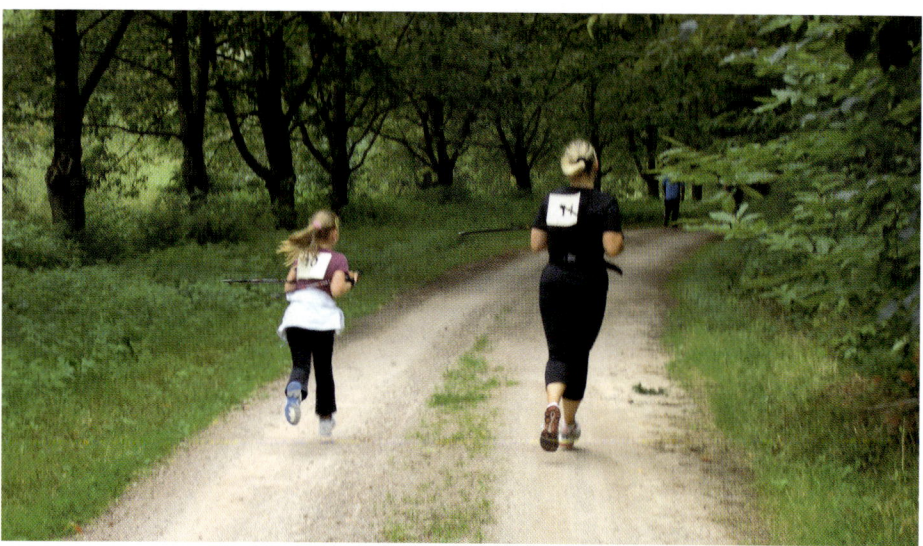

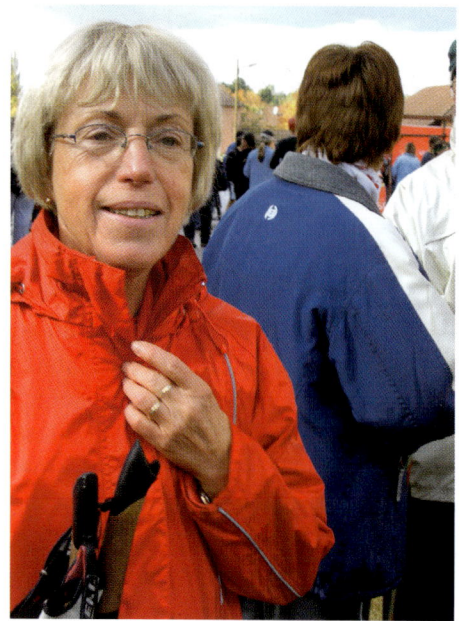

Für die einen ist ein gemächlicher Spaziergang genau das Richtige, für andere muss es zügiges Marschieren oder Wandern sein. Die Nächsten nehmen den Begriff wörtlich und bevorzugen Walking oder Nordic Walking, mit höherer oder niedrigerer Schrittfrequenz, mit mehr oder weniger Armeinsatz. Gelegentlich machen sich sogar Aktive joggend auf den Weg. Sich zu Fuß fortzubewegen, ist deshalb eine gute Möglichkeit, die Trainingsbelastung an das individuelle Leistungsvermögen anzupassen und sich vor Überbelastung zu schützen.

Tempo, Fortbewegungsart und Region scheinen als Kriterien zweitrangig zu sein beim Brainwalken. Wichtiger dage-

BEKANNTE AKTIVITÄTEN NEU KOMBINIERT

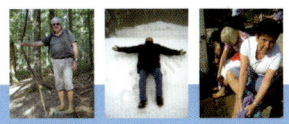

gen sind Dauer und Streckenlänge. Fangen zum Beispiel Wanderungen nach der persönlichen Definition von Manuel Andrack erst ab 10 km oder zwei Stunden Dauer an, so liegt beides beim BRAINWALKING gewöhnlich niedriger. In der Regel wird 60-90 Minuten lang gebrainwalkt.

So ist das, was unter BRAINWALKING verstanden wird, relativ offen und lässt viel Spielraum für eigene Interpretationen und Ideen. Zusammenfassend lässt sich sagen:
BRAINWALKING ist eine Methode, die Wahrnehmung, mäßige körperliche Beanspruchung und Umwelt mit Impulsen für das Gehirn in Einklang bringt und alles zu einem harmonischen Ganzen verschmelzen lässt.

Der Begriff ist neu, ebenso das Konzept zur Kombination der beteiligten Elemente. Die einzelnen Faktoren jedoch sind seit vielen Jahren bekannt und beliebt.
Um die Umwelt kümmern wir Menschen uns spätestens seit den 1970er Jahren wieder bewusster. Gehirntraining gehört seit den 1980er Jahren für viele Menschen zur Selbstpflege. Walking mit all seinen unterschiedlichen Ausprägungsformen ist seit den 1990er Jahren nicht mehr aus der Angebotspalette an Bewegungsaktivitäten wegzudenken.
Doch erst im 21. Jahrhundert ist es uns Menschen gelungen, den Wert zu erkennen, der in der Kombination bewährter Erkenntnisse und Methoden liegt.
Der Begriff BRAINWALKING wurde zuerst im Bereich von Managementseminaren als Kreativitätstechnik und Arbeitsmethode geprägt. Heute hat er eine Bedeutungsverschiebung erfahren und wird benutzt, um ein ganzheitliches Training für Körper und Geist in der Fortbewegung zu beschreiben.
Kreative Menschen mit Arbeitsschwerpunkten im Sport erkannten das Potenzial, das in der Verbindung von Denken und Bewegen liegt, ebenso wie solche, die ihren Ursprung im Bereich des Gehirntrainings haben. So entstanden landauf landab viele Angebote mit unterschiedlichen inhaltlichen Akzenten. Die Bezeichnungen für Aktivitäten, die in diese Rubrik passen, zeigen noch immer große Vielfalt. Doch der Begriff BRAINWALKING setzt sich mehr und mehr quasi als Markenzeichen durch.

Dieses Buch richtet sich in erster Linie an Menschen, die Gruppen leiten, ob im Sport oder im Gehirntraining, in der Senioren- oder Jugendarbeit oder vielleicht in völlig anderen Zusammenhängen. Brainwalking erfolgt meistens in Gruppen. So macht es am meisten Spaß. Doch wer schon Erfahrungen damit hat, für sich allein eine Herausforderung sucht oder einfach lieber mal für sich ist und allein trainieren möchte, findet gleichfalls eine Fülle von Anregungen. Es gilt dann nur, die Übungen, die hier für Gruppen konzipiert sind, etwas umzugestalten und still für sich davon zu profitieren.

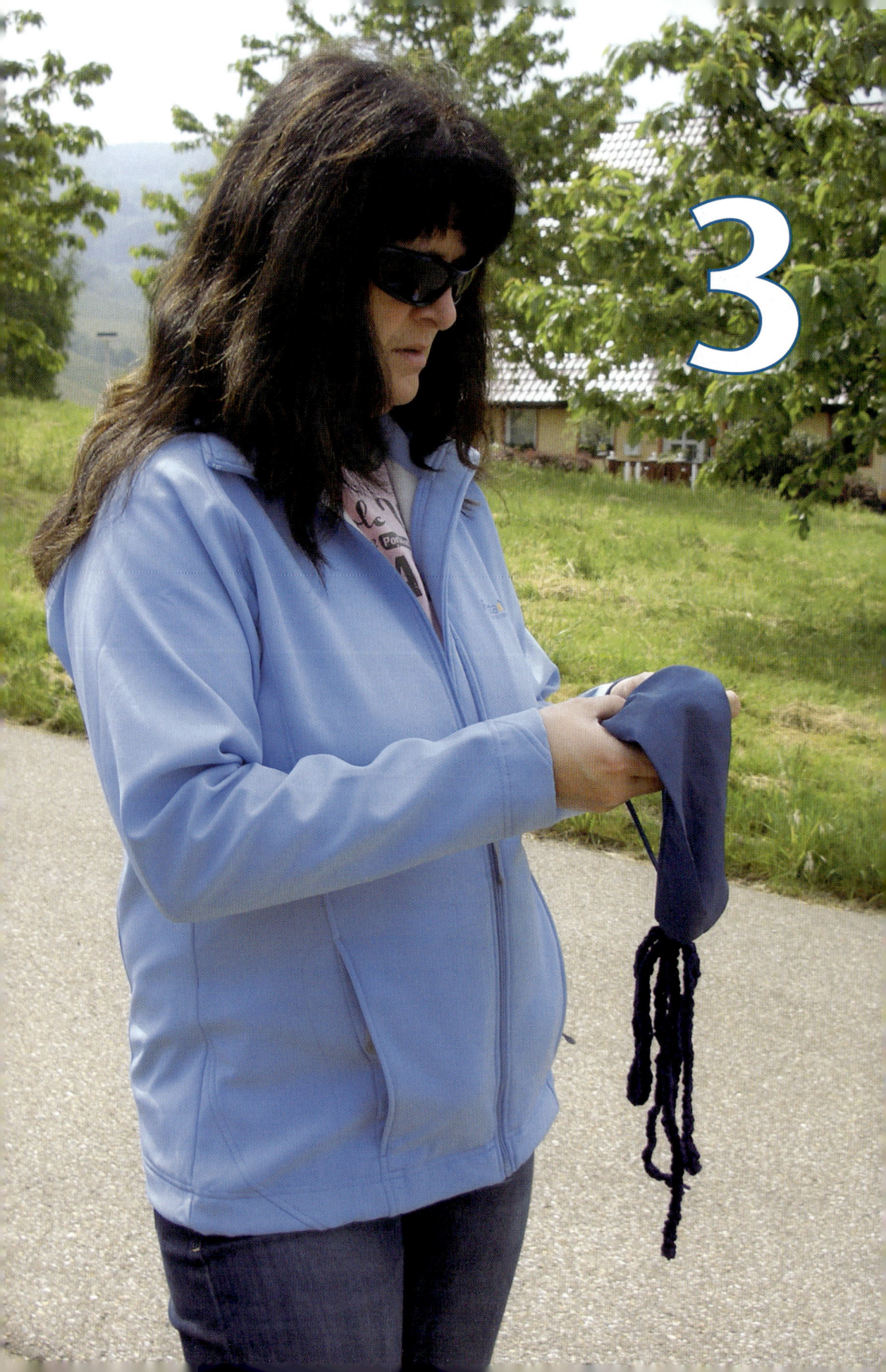

KOPFTRAINING ZU FUSS

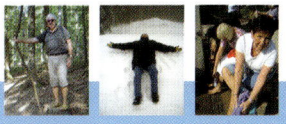

3 KOPFTRAINING ZU FUSS

Lassen Sie sich inspirieren von einer Fülle an Praxisbeispielen! Die Erfahrungen eines Brainwalking-Neulings geben Einblick, wie jemand als Teilnehmer einen ersten Versuch erleben kann. Die nachfolgende sachliche Darstellung von möglichen Aktivitäten gibt Anregungen für die Gestaltung von Brainwalkingangeboten.

3.1 Heikes erster Brainwalk

Begleiten Sie Heike, eine fiktive Brainwalkerin, bei ihrer ersten Erfahrung mit dem ganzheitlichen Training unter freiem Himmel. Ähnlich wie ihr wird es vielen ergehen, die sich erstmals auf den Weg machen.

Es ist Sonntagmorgen, 08.30 Uhr. Der Blick aus dem Fenster ist alles andere als ermunternd. Novemberwetter. Nebel. Das Außenthermometer zeigt 8° C. Trotzdem bin ich wild entschlossen, mein für heute geplantes Programm durchzuziehen. Das Wetter hatte ich mir zwar anders vorgestellt an diesem Herbstwochenende, aber ich habe Urlaub. Den will ich genießen und alles mitnehmen, was sich mir bietet. Gestern Abend entdeckte ich auf einem Plakat die Einladung zum Brainwalking. Treffpunkt heute Morgen 10 Uhr am Haupteingang zum Kurpark.

Also frage ich doch gleich mal beim Frühstück, ob jemand von den anderen Gästen Lust hat, mich zu begleiten. Fehlanzeige. „Doch nicht bei diesem Wetter", entgegnen mir die Gefragten, teils mit spöttischem Lächeln. Egal, ich lasse mich nicht irritieren. Schließlich stand auf dem Plakat: „Bei jedem Wetter."

Was ziehe ich denn am besten an? Damit habe ich absolut keine Erfahrung. So entscheide ich mich für Jeans und Sweatshirt, eine Regenjacke mit Kapuze und natürlich meine schnellen Schuhe. Walkingschuhe mit Goretex. Da kann ja wohl nichts schiefgehen. Ob ich etwas mitnehmen muss? Vorsichtshalber packe ich Zettel und Stift ein. Keine Ahnung, ob so was gebraucht wird. Aber es kann ja nicht schaden.

So mache ich mich auf den kurzen Weg zum Kurpark und treffe dort um 09.55 Uhr ein. Da steht schon ein kleines Grüppchen, einige mit Stöcken. Oh Gott, hätte ich die gebraucht? Während ich noch darüber nachdenke, heißt mich eine sportlich gekleidete Frau mittleren Alters willkommen, die sich als Petra vorstellt. Sie ist die Leiterin der Gruppe. Mit strahlendem Gesicht begrüßt sie uns als die Unerschrockenen, die sich bei diesem Wetter hergetraut haben. Immerhin sind wir eine Gruppe von 12 Personen. Junge und Alte, Männlein und Weiblein, zwei Kinder sind auch dabei. Manche zeigen stolz ihr Jogger-Outfit, andere tragen normale Straßenkleidung.

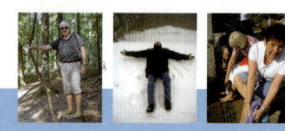

BRAINWALKING

„Hat schon jemand Erfahrungen mit Brainwalking?", erkundigt sich Petra. Das ist nicht der Fall. Wir sind alle Neulinge. Sie informiert uns, dass wir etwa eine Stunde lang unterwegs sein und über befestigte Wege gehen werden. Ihrem kritischen Blick nach unserem Schuhwerk halten wir alle stand. Zwar tragen einige keine speziellen Sportschuhe, aber alle haben flache Sohlen an offensichtlich bequemer Fußkleidung. „Ist es in Ordnung, wenn wir uns für die nächste Stunde beim Vornamen nennen?", fragt Petra in die Runde, und alle nicken zustimmend.

„Können wir unsere Stöcke mitnehmen?", erkundigt sich einer aus der Gruppe. „Klar", bestätigt Petra und fügt hinzu, „allerdings müsst ihr die nachher ab und zu mal aus der Hand legen." Petra schultert ihren Rucksack. Wir starten.

Zügig, aber so, dass alle gut mitkommen, geht sie los. Schon nach wenigen Metern dreht sie sich um, geht ein Stück rückwärts, während sie uns die erste Anweisung gibt. Wir sollen uns einen Partner suchen, den wir noch nicht kennen. Ich gerate an Andreas. Wir stellen uns gegenseitig mit unseren Vornamen vor. Die sollen wir mehrmals aussprechen und mit rhythmischem Klatschen begleiten. Das wiederholen wir einige Male und gehen natürlich dabei weiter. Uns bleibt gerade noch Gelegenheit, unsere Herkunftsorte auszutauschen. So erfahre ich, dass Andreas aus Gelsenkirchen kommt und mit seiner Familie ebenfalls hier Urlaub macht. Da gibt Petra das Signal, dass wir uns neue Partner suchen sollen. Das gleiche Spiel von vorn. Ich lerne Namen, klatsche und gehe dabei durch den noch immer in Nebel gehüllten Park. Nach einigen Wechseln bin ich überrascht. Namen sind sonst überhaupt nicht mein Ding. Aber als Petra uns jetzt auf einer Wiese auffordert, einen Kreis zu bilden und reihum unseren eigenen Namen zu klatschen, können wir tatsächlich alle die Namen der anderen laut im Chor dazu sprechen. Würde das doch im Alltag auch immer so klappen!

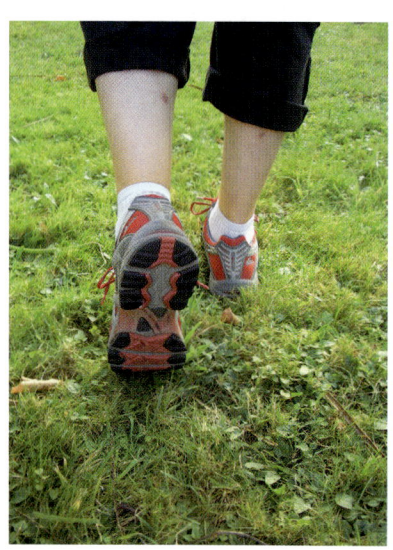

Schon geht es weiter. Der Nebel lichtet sich. Wir haben den Kurpark verlassen und befinden uns auf einem Rebweg. Vor einem Wegweiser bleiben wir stehen. Unendlich viele Orts- und Kilometerangaben sind darauf verzeichnet. „Welches Ziel liegt unserem Standort am nächsten?", fragt unsere Leiterin. Gerda, die vermutlich Älteste von uns, ist am schnellsten. Sie findet ohne Probleme die richtige Antwort, hat sehr schnell die vielen Informationen verarbeitet. Mit Wegweisern kennt sie sich aus, weil sie viel

KOPFTRAINING ZU FUSS

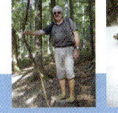 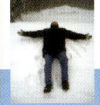 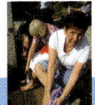

wandert, berichtet sie stolz. Bei weiteren Fragen nach einem Ort mit neun Buchstaben, einem Ziel ohne „e" oder drei Zielen, deren Entfernung zusammen mehr als 20 km ergibt usw., punkten andere.

„Seid gleich mal ganz still beim Weitergehen. Konzentriert euch auf alles, was ihr hören könnt und merkt euch davon so viel wie möglich", fordert Petra uns auf. Schweigend marschiere ich durchaus zügig und sperre meine Ohren auf. Unglaublich, was ich da alles höre: Unsere Schritte machen sehr unterschiedliche Geräusche. Ein Schuh quietscht. Ich erinnere mich an den Spruch, dass die dann bestimmt noch nicht bezahlt sind. So ein Blödsinn. Also, weiter konzentrieren! Ein Vogel singt. Keine Ahnung, um welche Art es sich dabei handelt. Aber einen erkenne ich genau. Ganz weit weg hämmert ein Specht. Das muss da hinten im Wald sein. Ein leises Plätschern ist zu hören. Vielleicht ein Bach oder eine Quelle? Die Kirchturmuhr unten im Dorf schlägt. So sammle ich eine ganze Reihe Geräusche und versuche, sie mir zu merken.

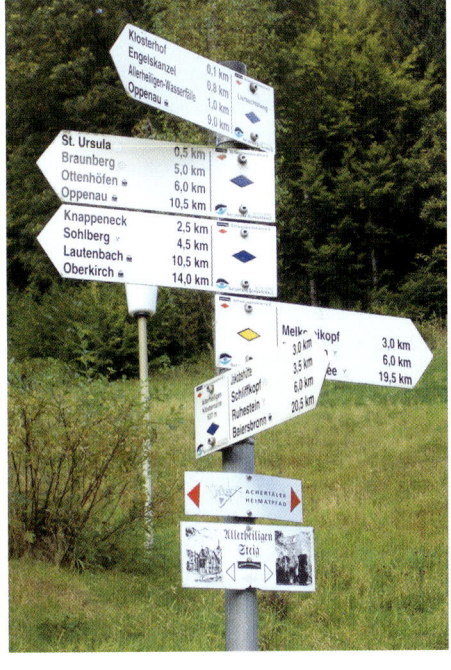

Nach einer Minute, die mir viel länger vorkam, stoppt Petra. Wir gehen langsamer weiter und tragen dabei zusammen, was wir gehört haben. Komisch, das Hundegebell, von dem der Junge erzählt, habe ich überhaupt nicht wahrgenommen. Aber einige Erwachsene bestätigen seine Aussage. Wir zählen. Alle gemeinsam kommen wir auf genau 24 Geräusche. Ob wir die am Ende unserer Tour noch einmal zusammenbringen?

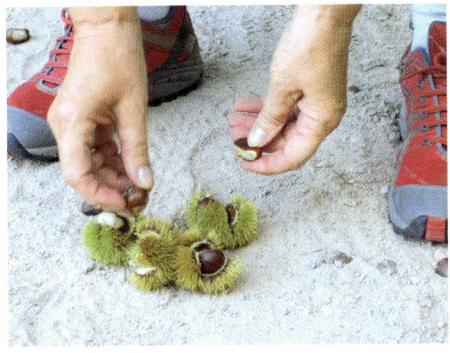 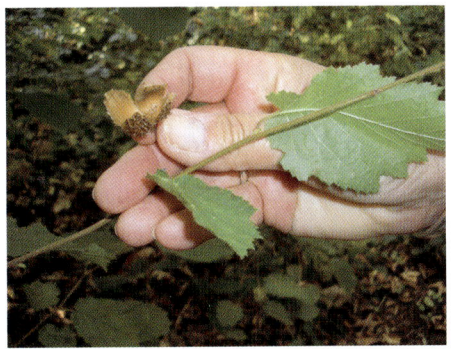

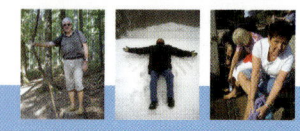

BRAINWALKING

Als Nächstes sollen wir uns in drei Grüppchen zu je vier Personen aufteilen – Paare auseinander und die beiden Kinder getrennt. Jede Gruppe soll schnell in der Umgebung vier Gegenstände holen, die die anderen nachher mit geschlossenen Augen ertasten müssen. Mit Pauline, Markus und Carla, der 10-Jährigen, mache ich mich auf den Weg. Ruckzuck haben wir unseren Auftrag erfüllt. Für eine Kastanie, einen Kieselstein, ein Weinblatt und eine Buchecker haben wir uns entschieden. Die verbergen wir so in unseren Jackentaschen, dass die anderen sie nicht sehen können.

Beim anschließenden Ertasten haben wir viel Spaß. Auf die Idee mit der Kastanie sind alle gekommen. So ist die schnell erraten. Bei anderen Gegenständen haben wir mehr Probleme. So lässt Petra uns nicht nur die Lösung nennen, sondern jeweils beschreiben, wie sich die Gegenstände anfühlen: glatt, rau, hart, weich, kalt, samtig usw. Es dauert ein paar Minuten, bis wir alles herausgefunden haben.

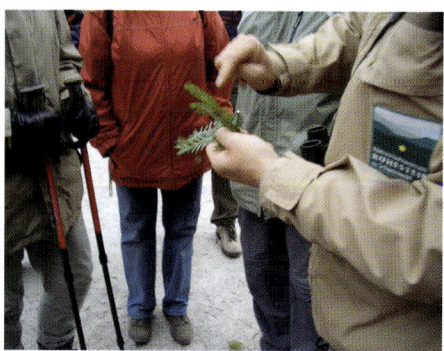 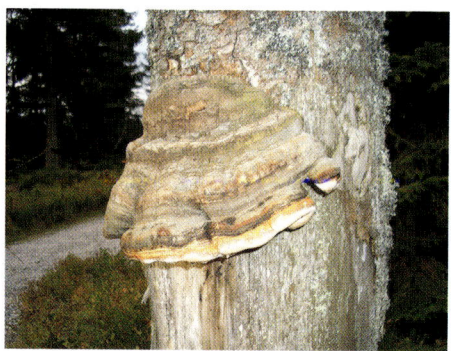

Es geht weiter auf unserem Rundweg. Wir sollen an einem Baumpilz riechen, an Holz und an zerriebenen Kiefernnadeln. Erstaunlich. Nie zuvor habe ich bemerkt, dass diese Naturprodukte so intensive Gerüche entfalten.

Der Nebel ist der Sonne gewichen. Kein Novemberwetter, sondern goldener Oktober präsentiert sich uns. So stelle ich mir den Indian Summer vor. Das Laub ist in allen Schattierungen gefärbt. Wir haben gar nicht gemerkt, wie die Zeit vergeht. Auf unserem Rundweg nähern wir uns allmählich wieder dem Ausgangspunkt, sehen den Kurpark unter uns liegen. Kurz vor dem Ziel lässt Petra uns noch einmal anhalten. Wir sollen die Augen schließen. Sie kramt in ihrem Rucksack. Nachdem sie sich versichert hat, dass niemand irgendeine Lebensmittelallergie hat, verspricht sie uns einen Genuss für den Gaumen. Nacheinander greifen wir in die Dose, die sie uns hinhält und legen etwas auf die Zunge. „Ihr dürft auch kauen", erlaubt sie. Da dauert es nicht lange, bis wir darauf kommen, dass es sich um Walnüsse handelt. „Augen öffnen und nach oben schauen", heißt Petras nächstes Kommando. Kaum zu glauben, aber erstmals sehe ich bewusst, wie ein Nussbaum aussieht und stelle fest, dass die mir bekannten Früchte in grünen Schalen auf dem Baum verpackt sind. Walnüsse konsumiere ich zwar durchaus,

KOPFTRAINING ZU FUSS

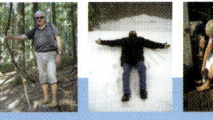

kaufe sie aber meist um die Weihnachtszeit im Supermarkt. Hier stehen wir unter einem Baum, klauben jeder noch ein paar Nüsse auf und stopfen sie in die Jackentaschen. Unsere zum Probieren hatte Petra zuvor gesammelt und schon zu Hause geknackt.

„An welche Geräusche erinnert ihr euch noch?", erkundigt sich Petra, als wir uns wieder auf den Weg machen. Einige fallen uns allen ein. Gemeinsam zählen wir. Sehr schnell kommen wir auf 21. Die letzten drei fordern uns richtig. Aber am Ende bringen wir alle 24 wieder zusammen.

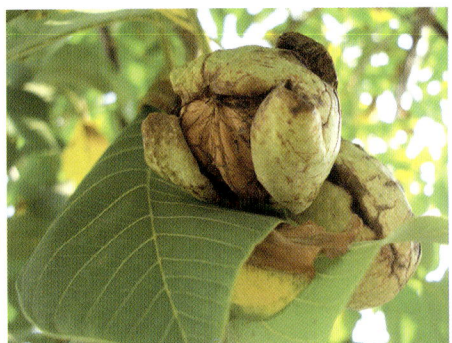
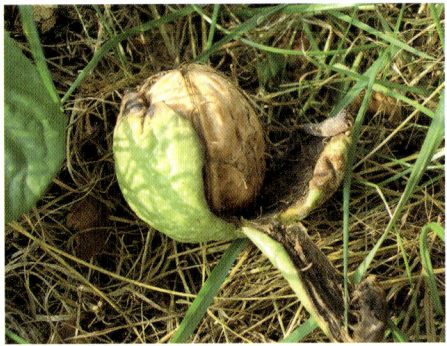

Noch ein paar Schritte, und wir sind zurück am Start und Ziel. Schade. Die Zeit ist verflogen. Ich fühle mich frisch und wach. Das war Natur pur. Hat Spaß gemacht und war eine völlig neue Erfahrung. Nun bin ich fit für den Rest eines weiteren Urlaubstags. Wir verabschieden uns. Einzelne wollen nächste Woche wieder mit. Dann bin ich schon wieder zu Hause. Ob es Brainwalking bei uns in der Stadt auch gibt? Petra hat mir Mut gemacht, nach ähnlichen Angeboten zu suchen. Wäre doch gelacht, wenn ich nichts finden würde!

3.2 Denkend unterwegs

Die Praxisbeispiele der nachfolgenden Kapitel sollen natürlich zum Nachahmen animieren. Anpassen an die eigenen Rahmenbedingungen ist aber nötig und erwünscht. Die hier aufgeführten Denktouren folgen meistens einem Thema. Das ist oft hilfreich, jedoch überhaupt nicht zwingend.

Wer also zunächst ausprobiert und Kombinationen aus verschiedenen Kapiteln vornimmt, ist absolut auf dem richtigen Weg. Erst im Umgang mit den Übungen und aus den praktischen Erfahrungen beim Anwenden kommt allmählich die eigene Kreativität. Dann entstehen Brainwalks nach eigenem Konzept fast wie von selbst.

BRAINWALKING

Zu den Brainwalkingeinheiten ist jeweils eine Auswahl an Aufgaben beschrieben; diese finden teils in der Fortbewegung, teils als aktive Unterbrechungen am Platz statt. Manchmal müssen die Standorte für die Stopps entsprechend dem benötigten Material ausgewählt werden. Sind zum Beispiel für ein Spiel Kieselsteine erforderlich, sollte die Pause nicht gerade auf einer Wiese stattfinden, sondern dort, wo Steine zu finden sind.

Die angegebenen Übungen müssen nicht komplett und nicht in der vorgegebenen Folge absolviert werden. Es sind Vorschläge, die individuell zusammengestellt werden können. Welche und wie viele Übungen Sie auswählen, hängt ab von Gruppe, Zeitrahmen, Strecke und Jahreszeit.

Zusätzlich können jederzeit thematisch passende Arbeitsmaterialien aus dem Gehirntraining eingesetzt werden: Arbeitspapiere, spezielle Spielkarten, Bilder usw. Wer zum Beispiel in einer Zeitschrift oder im Internet ein Übungsblatt findet, auf dem verschiedene Blattsorten als Durcheinander abgebildet sind, von denen eine bestimmte Art gezählt und abgestrichen werden soll, kann dieses Blatt für die TN[1] kopieren und bei der Einheit „Blätter und Nadeln" (Kap. 3.2.10) mit einsetzen. Begegnet Ihnen zufällig ein Buchstabensalat mit Tieren, so ist eine Kopie für die TN bei „Tierische Tour" in Kap. 3.2.12 sinnvoll. Steht Ihnen spezielles Spielmaterial für das Gehirntraining zur Verfügung, wie zum Beispiel „Das Vielspiel"[2] oder die „Wabe"[3], so können Sie das selbstverständlich für eigene Aufgabenkreationen einsetzen. Mit etwas Erfahrung wird Ihnen überall Material begegnen, mit dem Sie Ihre Brainwalking-Einheiten abwechslungsreich gestalten können. Nach einiger Zeit verfügen Sie über einen umfangreichen Fundus, der immer wieder neu kombiniert werden kann.

Zur Wegstrecke oder zum Tempo sind keine Angaben aufgeführt. Die sind an die spezielle Situation anzupassen. Es ist davon auszugehen, dass nach einer kurzen Begrüßung mit Überblick über das Geplante zunächst ein Stück Weg zurückgelegt wird, um die Durchblutung anzukurbeln.

---

1 TN = Teilnehmer
2 Jasper, Bettina M. (2004); *Das Vielspiel.* Vincentz Network, Hannover.
3 Jasper, Bettina M. (2009); *Wabe.* Vincentz Network, Hannover.

KOPFTRAINING ZU FUSS

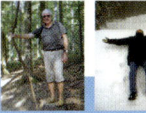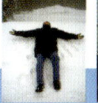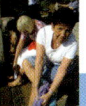

3.2.1 Dies und das

Diese Tour ist keinem speziellen Thema gewidmet. Hier geht es mehr um ein allgemeines Training in der Fortbewegung. Dabei wird viel mitgebrachtes Material eingesetzt, das Teilnehmern und Gruppenleitung bereits vertraut ist.

Spielkarten sortieren

Die Übung findet in der Fortbewegung statt. Es geht um Informationsverarbeitung und um Strategie. Die Gruppe teilt sich in zwei Mannschaften. Falls nicht allen der Umgang mit Spielkarten vertraut ist, sollten die Karten und ihre Bezeichnungen vor dem Start kurz besprochen werden. Jede Mannschaft erhält den gemischten Kartenstapel einer Farbe (die Kartenrückseiten sind meistens bei einer Spielhälfte blau, bei der anderen rot) und verteilt die Karten möglichst gleichmäßig untereinander.

Durch Weitergeben mit Ansage werden Karten innerhalb einer Mannschaft in der Fortbewegung untereinander ausgetauscht. Die Gruppe muss ständig in Bewegung sein, darf nicht stehen bleiben. Es darf immer nur eine Karte je Zug den Besitzer wechseln. Ziel ist, alle Karten in eine korrekte, aufsteigende Reihenfolge zu bringen. Das heißt, es kommt darauf an, sich geschickt mit Worten auszutauschen und mit System Karten zu wechseln. Wer das Karo-As hat, sollte sich zu Beginn sofort zu erkennen geben, damit die Person mit der Karo-Zwei die Möglichkeit hat, diese sofort dem Mitspieler im Tausch gegen eine andere Karte zu überlassen.

Es muss immer die gleiche Reihenfolge beim Kartentausch eingehalten werden. Wer nicht tauschen will, kann aussetzen. Aber es darf niemand einfach übergangen werden.

Ist eine Mannschaft fertig, bleibt sie stehen und stellt sich so auf, dass die Kartenfolge stimmt: As, 2, 3 , 4, 5, 6, 7, 8, 9, 10, Bube, Dame, König jeder Farbe und die Farbfolge Karo, Herz, Pik, Kreuz. Die Mannschaft, die zuerst richtig steht, gewinnt.

Material: Ein Kartenspiel (2 x 52 Blatt).

Anmerkung: Ähnlich lässt sich in der Fortbewegung jedes Quartett spielen und alle Kartenspiele, bei denen die Karten auf der Hand gehalten werden.

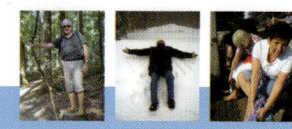

BRAINWALKING

Auf den Punkt

Die Übung findet am Platz statt. Es geht um räumliche Orientierung.

Es wird ein Spielfeld von etwa 10 x 10 m markiert. Innerhalb dieser Fläche wird ein beliebiger Gegenstand – ein Stein, ein Zapfen o. Ä. – irgendwo platziert. Dieser Gegenstand ist das Ziel. Die TN bilden Paare. A schließt die Augen und wird von B nur mit Worten zum Ziel gelotst. Erst wenn A den Punkt erreicht hat, öffnet er die Augen. In der nächsten Runde wird getauscht.

Material: Ein beliebiger Gegenstand als Zielpunkt.

Variation: Bei mobilen Spielern kann die komplette Wegbeschreibung an einem Startpunkt gegeben werden. Dann ist die Strecke bis zum Ziel ohne weitere Kommentare des Partners zurückzulegen.

Anmerkung: Es sollten nicht mehr als drei Paare gleichzeitig im Spielfeld sein, um Zusammenstöße zu vermeiden.

Bewegtes Memory

Die Übung findet am Platz auf einer begrenzten Bewegungsfläche statt. Es geht um die visuelle Wahrnehmung, um die Informations-Verarbeitungs-Geschwindigkeit und um das Arbeitsgedächtnis. Jeweils zwei TN bilden in einer Runde das Rateteam, das sich zu Beginn umdrehen muss, die Gruppe erst nach entsprechendem Signal sehen darf.

Alle anderen TN bilden – ungesehen vom Rateteam – Paare. Diese überlegen sich schnell eine Bewegung, zum Beispiel Marschieren am Platz oder Pendeln mit dem rechten Arm. Jedes Paar stellt kurz seine Bewegung vor und alle kontrollieren, dass keine Bewegung doppelt vorkommt. Dann verteilen sich die Partner, suchen sich jeder einzeln einen Standplatz.

Jetzt kommt das Rateteam ins Spiel. Die beiden Spieler vom Rateteam tippen die übrigen Spieler nacheinander an. Auf das Tippsignal hin zeigt jeder kurz die zuvor vereinbarte Bewegung und erstarrt dann wieder. Das Rateteam bewegt sich durch die Gruppe, tippt, beobachtet, merkt sich Personen und Bewegungen und bringt am Ende möglichst alle Paare, also die Personen mit gleicher Bewegung, zusammen.

Material: Keines.

KOPFTRAINING ZU FUSS

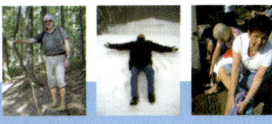

Variation 1: Wie oben, aber die Bewegungen werden permanent ausgeführt, nicht erst auf ein Tippsignal hin. Das macht das Spiel sehr viel einfacher, ist aber für einen ersten Durchgang zur Erklärung gut einsetzbar oder bei sehr großen Gruppen.

Variation 2: Wie oben, aber die Spieler bleiben nicht am Platz stehen, sondern gehen durcheinander umher, wechseln stetig ihre Standorte. Dadurch wird die Aufgabe deutlich schwieriger zu lösen.

Wörter bilden

Die Übung findet in der Fortbewegung statt. Es geht um taktile Wahrnehmung und um das Arbeitsgedächtnis.
Die GL[4] gibt allen TN je einen Holzbuchstaben, der ertastet werden soll. Haben alle eine Hosentasche, können die Buchstaben ohne Verpackung ausgeteilt und in der Tasche befühlt werden. Andernfalls wird jeder Buchstabe in einen kleinen Beutel gesteckt. Haben alle ihre Buchstaben erkannt, gilt es in einem nächsten Schritt, Wörter zu bilden. Das heißt, die TN bilden unterwegs entsprechende Formationen, wechseln bei jeder neuen Wortidee die Position.

Sind zum Beispiel 11 TN in der Gruppe, könnte die GL die folgende Buchstabenkombination ausgeteilt haben: O, M, A, N, I, F, O, N, I, R, T. Da könnten sich die TN so formieren, dass sich die Wörter TRIO, FRONT, OFT, RAT, MANN, IMAN, MONITOR ... oder INFORMATION ergeben.

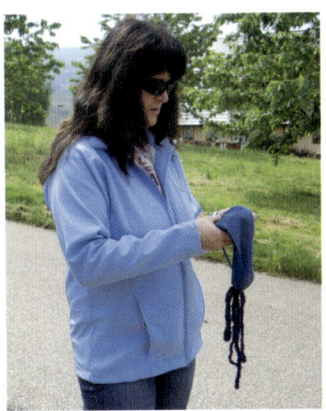
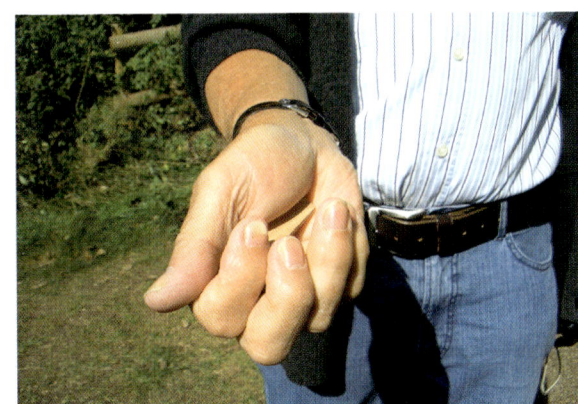

Material: Holzbuchstaben.

4 GL = Gruppenleitung

BRAINWALKING

Anmerkung: Günstig ist, mehrere Buchstabenkombinationen vorzubereiten. So kann, abhängig von der Anzahl der TN, ein komplettes Wort ausgeteilt werden. Das ist nicht zwingend, aber es gibt der Gruppe ein gutes Gefühl, wenn bei einem Lösungswort am Ende alle einbezogen sind. So kann zum Beispiel je ein Wort mit acht, neun, 10, 11, 12 ... Buchstaben vorbereitet werden, je nachdem, wie viele TN sich erfahrungsgemäß zum Brainwalking einfinden.

Alles mit E

Die Übung findet am Platz statt. Es geht um das Arbeitsgedächtnis, um visuelle Wahrnehmung und um Wortfindung.

Die GL verteilt Holzbuchstaben oder kleine Buchstabenkarten an die TN. Die sollen einzeln oder zu zweit möglichst viele Gegenstände in der nahen Umgebung finden, die mit dem jeweiligen Buchstaben beginnen. Wer ein W zieht, könnte den **W**ald nennen oder einen **W**urm finden. Mit einem E kann jemand auf ein **E**ichenblatt deuten oder bei einem A einen **A**st suchen. Oft drängt sich nicht sofort ein Begriff auf. Dann sind Wortfindung und Kreativität gefragt.

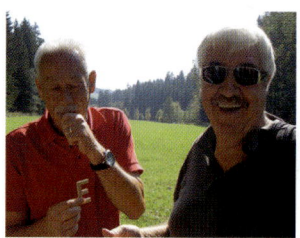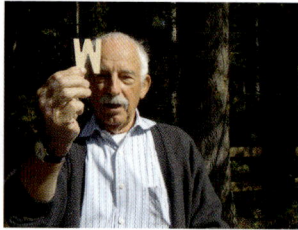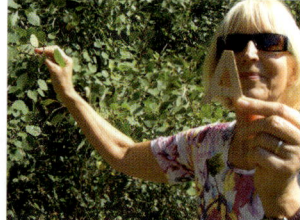

Material: Holzbuchstaben oder Buchstabenkarten.

Rühr mich an

Die Übung findet am Platz statt. Dabei geht es um ein Training der Merkspanne. Es werden Paare gebildet.

Die GL erläutert die Aufgabe: Die Paare verteilen sich, sodass alle genügend Bewegungsraum haben. A berührt in einem Zeitraum von wenigen Sekunden vier, fünf, sechs ... Gegenstände. Das kann zum Beispiel eine Zaunlatte, der Boden, eine Pflanze in der Nähe, ein Hinweisschild und ein Stein sein. B beobachtet und tippt sofort nach Ende der Vorgabe nach, möglichst in der gleichen Reihenfolge.

KOPFTRAINING ZU FUSS

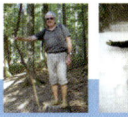
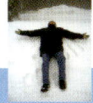
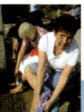

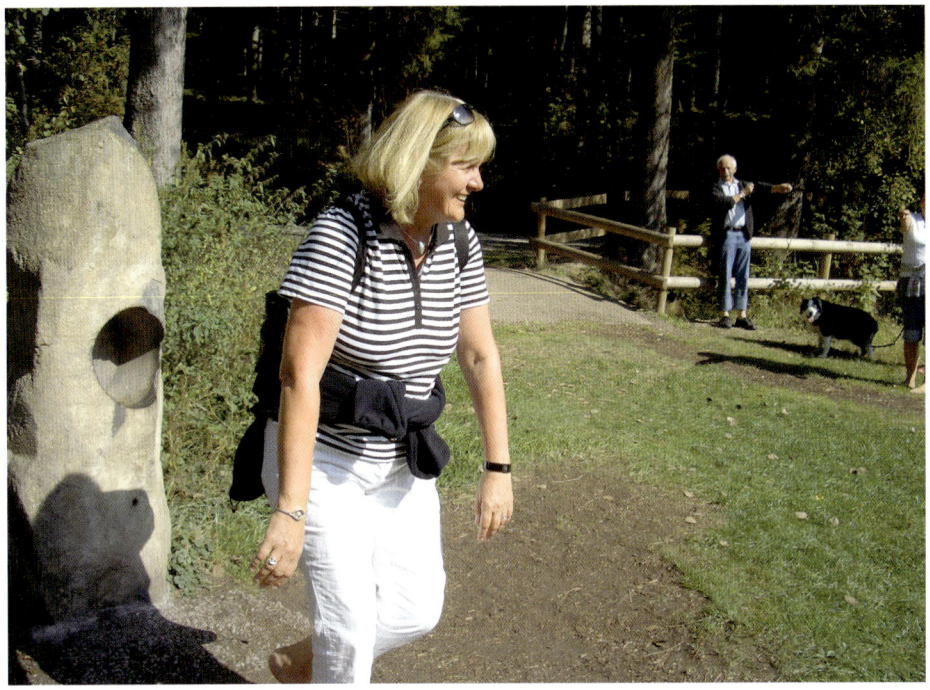

Material: Keines.

Anmerkung: Wichtig ist der Hinweis an die TN, dass die Gegenstände nicht zu weit auseinanderliegen sollten. Beim Antippen sollte etwa ein Sekundentakt eingehalten werden. Wie viele Gegenstände bzw. wie viele Sekunden vorgegeben werden, richtet sich nach der Gruppe und ihrem Trainingszustand. Die durchschnittliche Merkspanne bei gesunden Menschen beträgt 5-6 Sekunden – also entsprechend viele Berührungen. Günstig ist meistens, zunächst mit 3-4 zu beginnen, um dann langsam zu steigern, sobald die Aufgabe verstanden ist.

Ohren spitzen

Die Übung findet am Platz statt. Es geht um akustische Wahrnehmung und um die Merkfähigkeit. Die GL gibt das Start- und Stoppzeichen. Dazwischen liegen 60 Sekunden. In dieser Zeit sollen alle TN mit geschlossenen Augen ihre Aufmerksamkeit auf alle Geräusche richten und sich möglichst viele davon merken, um die Wahrnehmungen anschließend mit den anderen auszutauschen. Was war da zu hören – ein Specht, das Husten eines TN, ein Motorengeräusch in der Ferne ...?

BRAINWALKING

Nach der Wahrnehmungsphase wird – wieder in der Fortbewegung – verglichen. Einige Geräusche haben alle gehört, andere nur wenige oder einzelne TN.

Damit kann die Übung beendet sein. Es ist aber auch möglich, alle Geräusche auf einem Zettel zu notieren. Ist die Liste fertig, wird sie noch einmal für alle nachvollziehbar laut vorgelesen. Dann geht es darum, sich möglichst viele Positionen der Liste zu merken.

Am Ende der Tour probieren dann alle noch einmal, sich an alle Geräusche zu erinnern. Das kann einzeln, zu Paaren, in Mannschaften oder in der gesamten Gruppe gemeinsam erfolgen.

Material: Zettel und Stifte.

Auf zwei Beinen (Wortsammlung)

Die Übung findet in der Fortbewegung statt. Es geht um Wortfindung. Gemeinsam in der ganzen Gruppe, zu Paaren oder in Kleingruppen wird überlegt und bei Bedarf aufgeschrieben. Gesucht werden Wörter, die für das Fortbewegen auf zwei Beinen benutzt werden: gehen, laufen, rennen, spazieren, walken, wandern, marschieren, klettern, steigen, schlendern, schlurfen, hüpfen, schreiten, stolzieren, trampeln, stelzen, trippeln ...

Material: Bei Bedarf Zettel und Stifte.

Riechdosen-Memory

Die Übung findet in der Fortbewegung statt. Es geht um die olfaktorische Wahrnehmung, also das Riechen, und um die Merkfähigkeit.

Die GL verteilt kleine, nummerierte Dosen mit Inhalten, die unterschiedliche Gerüche verströmen. Das kann Kaffee sein oder Pfefferminze, Zitrone oder Rosenblütenblätter, Liebstöckel (Maggikraut) oder Kamille oder ganz andere Düfte. Von jeder Sorte sind zwei oder mehr Dosen vorhanden.

Die TN riechen, sollen aber den Inhalt der Dosen nicht durch Sehen wahrnehmen. Das heißt, sie müssen sich entweder selbst disziplinieren und nicht schummeln, oder die Inhalte werden jeweils durch ein Stück Gaze abgedeckt. Wer glaubt, sich den Geruch der eigenen Dose eingeprägt oder womöglich identifiziert zu haben, merkt sich die Nummer und tauscht. Es gibt mehrere Durchgänge, bis alle TN jede Dose einmal hatten. Am Ende gruppieren sich die TN so, dass möglichst alle, die den gleichen Geruch in ihrer Dose erkannt haben, zusammen sind.

KOPFTRAINING ZU FUSS

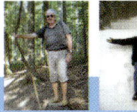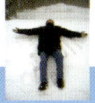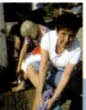

Zur Kontrolle werden die Dosen geöffnet und die Inhalte verglichen. Haben alle in einer Kleingruppe tatsächlich den gleichen Duftstoff? Konnten sie den Inhalt richtig benennen oder haben sie lediglich erkannt, dass ihre Dosen gleich riechen?

Material: Je TN eine Riechdose.
Es sollten dicht schließende Kunststoffdosen verwendet werden. Sofern noch verfügbar, eignen sich Filmdosen hervorragend, im Übrigen andere Dosen oder Gläser, zum Beispiel von Arzneimitteln oder zur Kräuteraufbewahrung. Die Füllung kann entweder ein natürlicher Duftstoff sein oder eventuell ein Aromaöl, das auf ein kleines Stück Schwamm geträufelt wird. Jede Dose erhält einen Aufkleber mit einer Nummer.

Anmerkung: Nicht zu viele verschiedene Gerüche verwenden. 4-5 verschiedene reichen aus. Bei mehr als 10 TN lieber einmal drei Dosen mit gleichem Inhalt füllen.

Am Wegesrand

Die Übung findet in der Fortbewegung statt. Es geht um das Arbeitsgedächtnis und um die Wortfindung.
Die TN sehen sich um, was am Wegesrand zu finden ist. Daraus bilden sie eine Wortkette. Das heißt, ein TN nennt einen beliebigen Gegenstand, den er gerade sieht, zum Beispiel Zaun. Ein anderer Spieler setzt fort, indem er ein Wort nennt, das mit dem letzten Buchstaben des erstgenannten beginnt, in diesem Fall mit „N", also zum Beispiel Nagetier (weil er womöglich gerade eine Feldmaus gesehen hat) usw. Dabei darf durchaus Fantasie im Spiel sein, und es dürfen ungewöhnliche Wörter gebildet werden.
Beispiel: Zaun – Nagetier – Rose – Erde …

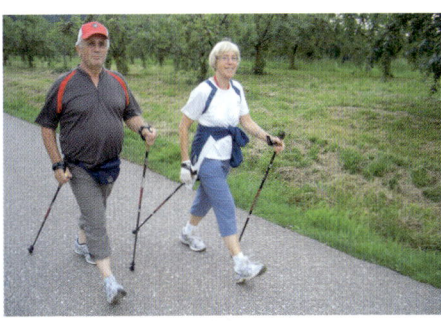 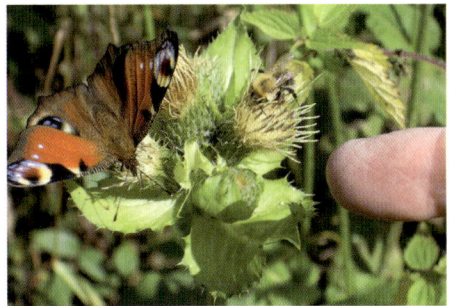

Material: Keines.

BRAINWALKING

Minutenlauf

Die Übung findet in der Fortbewegung statt, beginnt und endet aber an einem zentralen Punkt. Es geht um das Wahrnehmen und um das Einschätzen von Zeit.

Auf ein Signal der GL hin schwärmen die TN in verschiedene Richtungen aus. Ihr Auftrag ist, sich möglichst genau eine Minute lang (ohne sich an einer Uhr zu orientieren!) im Gelände zu bewegen. Alle kehren zurück zum Ausgangspunkt, sobald sie das Gefühl haben, die 60 Sekunden seien nun vergangen. Die GL gibt mit ihrer Uhr oder Stoppuhr Auskunft, wie genau die Einzelnen die Vorgabe getroffen haben.

Material: Eine Uhr oder Stoppuhr.

Redensarten darstellen: Gehen

Die Übung findet am Platz statt. Es geht um Kreativität. Die Gruppe teilt sich in Paare oder Mannschaften. Jeder überlegt sich eine Redewendung oder ein Sprichwort zum Thema „Gehen". Dieses stellt sie pantomimisch dar, und die anderen erraten, um was es sich handelt.

Material: Keines.

Anmerkung: Falls die Gruppe eine derartige Übung zum ersten Mal durchführt, sollte die GL einige Kärtchen mit Redewendungen in der Tasche haben, um denjenigen, bei denen nicht gleich die Ideen sprudeln, einen Tipp zu geben, was sie darstellen können.

⇨ Am Stock gehen; baden gehen; durch die Lappen gehen; auf die Barrikaden gehen; jemandem auf den Leim gehen; für jemanden durchs Feuer gehen; jemandem ins Netz gehen; flöten gehen; in die Binsen gehen; vor Anker gehen; gut von der Hand gehen; in Sack und Asche gehen; einem gehen die Augen über; jemandem um den Bart gehen; jemandem aus dem Weg gehen; durch dick und dünn gehen …

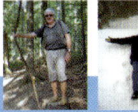
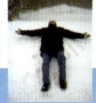
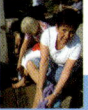

KOPFTRAINING ZU FUSS

3.2.2 Alles, was rund ist

Wer hat den Ball?

Das Spiel findet in der Fortbewegung statt. Es geht um geteilte Aufmerksamkeit und um Reaktion.

Die Gruppe geht zügig auf dem vorgegebenen Weg. Dabei wird zunächst ein Ball, später mehrere Bälle unterschiedlicher Größen, ständig unter den TN weitergegeben. Das kann durch einfaches Weiterreichen passieren. Mit etwas Übung werden die Bälle dann auch geworfen und gefangen. Niemand hält den Ball fest, er wird immer sofort abgegeben.

Material: Mehrere Bälle.

Variation: Zeitgleich wird ein großer Ball mitgeführt und ausschließlich mit den Füßen fortbewegt.

Natürlich rund

Die Aufgabe wird in der Fortbewegung gelöst. Es geht um die visuelle Wahrnehmung und um Informationsverarbeitung.

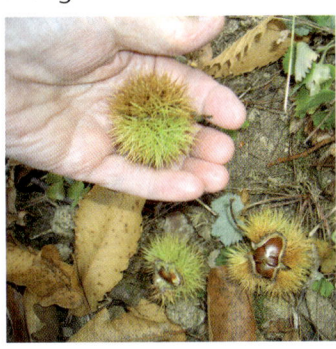

Alle TN laufen mit offenen Augen durch die Umgebung und versuchen, möglichst viele runde Dinge zu entdecken. Das gilt für Naturerscheinungen ebenso wie für künstlich erschaffene Gegenstände im Umfeld. So zählt der Kastanienigel genauso wie das Wagenrad, die Baumscheibe wie die Frisbeescheibe, die die GL sichtbar dabei hat.

Rund heißt nicht automatisch kugelig, sondern Zweidimensionales mit rundem Grundriss gilt ebenfalls.

Material: Keines.

BRAINWALKING

Runde Wörter

Die Übung findet in der Fortbewegung zu Paaren oder in Kleingruppen statt. Es geht um Wortfindung und um das Arbeitsgedächtnis.

Gesucht werden Wörter, in denen die Buchstaben R, U, N und D vorkommen, nicht zwingend in dieser Reihenfolge. So gilt das Wort GRUND ebenso wie VeRbUND, VeRbiNDUng oder DRehUNg. Die GL gibt eine Zeit vor, zum Beispiel drei Minuten. Welches Paar oder welche Gruppe hat bis zum Stopp die meisten Wörter gefunden? Die Wörter sollen im Kopf behalten und erst am Ende beim Stopp schnell aufgeschrieben werden.

Material: Zettel und Stifte.

Rundherum

Die Übung findet am Platz statt. Es geht um ein Training der Merkspanne.

Die TN stehen im Kreis. Zusätzlich wird in der Mitte ein Kreis auf den Boden gezeichnet oder gelegt – mit einem Stock in den Sandboden gezeichnet, mit einem Stein aufgemalt oder mit kleinen Steinen gelegt. Jeder TN hält einen kleinen Gegenstand bereit – in der Natur gesammelt, zum Beispiel eine Feder, oder aus dem eigenen Bestand, zum Beispiel ein Taschenmesser. Die GL legt in jedem Durchgang 5-6 TN fest, die auf ihr Signal hin gleichzeitig ihre Gegenstände auf der Kreislinie ablegen. Die übrigen TN schauen die Materialien kurz an. Dann wird der Kreis abgedeckt (zum Beispiel mit einem Tuch oder einer Jacke). Sofort im Anschluss versuchen die übrigen TN, sich die Gegenstände in der richtigen Reihenfolge in Erinnerung zu rufen.

Dann wird aufgedeckt. Hat alles gestimmt? Die nächste Runde folgt, bei der andere TN ihre Materialien in den Kreis legen.

Material: Tuch oder Ähnliches zum Abdecken, Gegenstände aus der Natur.

Alles, was kugelig ist (Wortsammlung)

Die Übung findet in der Fortbewegung statt. Es geht um Wortfindung. Gemeinsam in der ganzen Gruppe, zu Paaren oder in Kleingruppen wird überlegt und bei Bedarf aufgeschrieben. Gesucht wird alles, was die Form einer Kugel hat: Erde, Eiskugel, Kugellager, Ball, Bowling-/Kegelkugel, Weihnachtskugel, Mozartkugel, Kartoffelkloß ...

Material: Keines.

KOPFTRAINING ZU FUSS

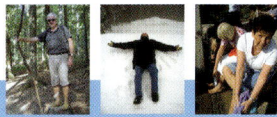

Rückengespräch

Dabei geht es um akustische Wahrnehmung, Wortflüssigkeit und um die Kombinationsfähigkeit.

Es finden sich Paare zusammen. Beide TN stehen Rücken an Rücken. A überlegt sich einen beliebigen Begriff, der sich mit dem Wort „Rund" als Vorwort ergänzen lässt, zum Beispiel Rund-Flug, Rund-Gang, Rund-Stück (so heißen in einigen Regionen Norddeutschlands die Brötchen), Rund-Holz ... Diesen Begriff beschreibt A mit Worten, und B soll erraten, um was es sich handelt. B darf Fragen stellen. Während des Gesprächs schauen beide Partner nach vorn in ihre Richtung. Sie bleiben bewusst in ihrer Haltung, ohne den Oberkörper oder den Kopf zu drehen und versuchen, sich ganz auf ihren Gesprächspartner im Rücken zu konzentrieren, den sie nicht sehen können.

Material: Keines.

Flüsterpost

Gefordert sind akustische Wahrnehmung und Arbeitsgedächtnis.

Die GL hat mehrere Sätze unterschiedlicher Länge vorbereitet. Dabei kann es sich um Sinnsprüche, Sprichworte, einen Liedanfang oder völlig banale Alltagssätze handeln. Wichtig ist die Anzahl der Wörter. Aus ihrem Fundus sucht sie einen Satz heraus – oder bildet spontan einen eigenen – der exakt die gleiche Anzahl an Wörtern enthält, wie TN in der Gruppe sind.

Die Gruppe steht durcheinander. Die GL geht rundherum und flüstert allen TN jeweils ein Wort des ausgewählten Satzes ins Ohr. Hilfreich ist dabei, die Wörter durcheinander zu nennen und nach jeder Ansage abzustreichen, damit am Ende tatsächlich alle Wörter verteilt sind. Haben alle ihr Wort bekommen, bewegt sich die Gruppe durcheinander. Dabei flüstern alle im Vorbeigehen nacheinander den anderen Mitspielern das eigene Wort zu. Bei jeder Begegnung wird geflüstert, sodass die Wörter mehrmals eingespeichert werden. Je mehr TN, desto größer die Verwirrung im Kopf.

Sind alle Wörter per Flüsterpost genügend verbreitet, kann die Gruppe anfangen, sie zu ordnen. Das soll sprachlos passieren. Das heißt, die TN versuchen, sich so im Kreis aufzustellen, dass ihre Wörter – im Uhrzeigersinn gelesen – einen sinnvollen Satz ergeben.

Material: Keines.

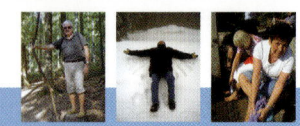

BRAINWALKING

Blinder Kreis

Es geht um räumliche Vorstellung, Vertrauen, Zusammenspiel in der Gruppe.

Alle TN stehen im Pulk so dicht beieinander, dass sie bei ausgestreckten Armen mindestens einen anderen TN an der Hand fassen können. In dieser Position schließen alle die Augen.

Blind versuchen alle, durch vorsichtiges Tasten, sich mit den anderen per Handfassung zu verbinden und gemeinsam einen Kreis zu bilden, in den alle TN einbezogen sind. Erst wenn alle überzeugt sind, dass sie in einem Rund stehen, öffnen die TN die Augen.

Material: Keines.

3.2.3 Die rote Tour

Zettel sortieren

Die Übung findet am Platz statt. Es geht um die Informations-Verarbeitungs-Geschwindigkeit.

Die TN erhalten von der GL – einzeln oder in kleine Mannschaften aufgeteilt – jeweils einen gleichen Stapel mit Zetteln (bei häufiger Nutzung eventuell wiederverwendbare Kärtchen). Auf jedem Zettel steht ein beliebiges Wort. Es gilt, diese Zettel möglichst schnell zu sortieren. Die GL gibt die Merkmale vor, nach denen sortiert werden soll, zum Beispiel:
- Zwei Stapel: Wörter, die die Buchstaben R, O und T an beliebiger Stelle und in beliebiger Folge enthalten und solche, für die das nicht gilt.
- Drei Stapel: Dinge, die rot sein können; Dinge, die niemals rot sind; abstrakte Begriffe oder Dinge, die keine Farbe haben.

Material: Mehrere Sätze von Wortkärtchen bzw. Zetteln mit aufgedruckten Wörtern.

Variation 1: Anstelle von Wortkärtchen werden Farbkarten sortiert. Dabei gilt es, nur die roten Karten herauszusuchen.

Variation 2: Wie Variation 1, aber es sind nicht nur Farben, sondern Symbole in verschiedenen Farben aufgedruckt. Gesucht werden nicht alle roten Symbole, sondern nur alle roten Quadrate (also nicht die Kreise oder Dreiecke …).

KOPFTRAINING ZU FUSS

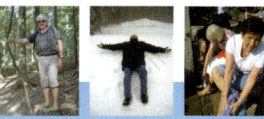

Rotes am Wegesrand

Diese Aufgabe wird zu Beginn der Tour an alle gegeben. Es geht um die visuelle Wahrnehmung und um das Gedächtnis.

Während des gesamten Brainwalks sollen alle beobachten, was sie Rotes am Wegesrand entdecken: die Blätter einer Blutbuche, Hagebutten, rote Rosen, einen Hydranten ... Diese Gegenstände gilt es, sich zu merken. Am Ende der Tour tragen alle gemeinsam ihre roten Beobachtungen zusammen, schreiben sie gegebenenfalls auf ein großes Plakat.

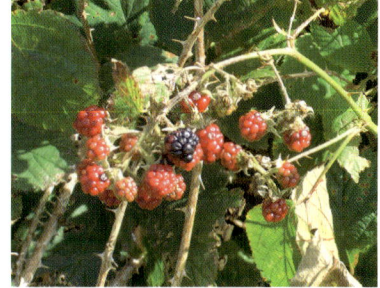

Material: Keines, eventuell Plakat und Stifte.

Ich sehe rot!

Es geht um Reaktion und visuelle Wahrnehmung.

Alle TN stehen im Kreis mit Blick zur Mitte. Reihum nennt ein Spieler eine beliebige Farbe. Nennt A zum Beispiel Blau, so müssen sich alle diejenigen, die etwas Blaues an ihrer Kleidung haben, blitzschnell umdrehen, sodass sie mit dem Rücken zur Kreismitte stehen. Jeder noch so kleine Farbfleck zählt! A kontrolliert, ob alle reagiert haben. Danach drehen sich alle wieder zurück und B nennt die nächste Farbe. Sobald jemand die Farbe Rot nennt, wechseln alle Spieler schnell die Plätze. Es geht weiter bei dem Spieler, der links von der Person steht, die Rot genannt hatte.

Material: Keines.

Variation 1: Alle betrachten zu Beginn genau die Kleidungsstücke der jeweils anderen Spieler. Danach beginnt die Spielrunde wie oben, nur umgekehrt. Es geht nicht um die eigene Kleidung, sondern um die der Nachbarn rechts und links. Nach Nennung der Farbe checkt jeder Spieler die beiden Nachbarn. Ist bei denen die genannte Farbe zu finden, werden sie möglichst schnell umgedreht.

Variation 2: Wie Variation 1, nur dass diejenigen umgedreht werden, die die genannte Farbe nicht an ihrer Kleidung haben.

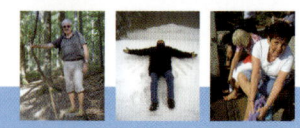

BRAINWALKING

Kirsche – Rose – Feuerlöscher

Die Übung findet am Platz statt. Im Mittelpunkt steht die Merkspanne.

Alle stehen im Kreis. Zunächst werden verschiedenen roten Begriffen bestimmte Bewegungen zugeordnet. Zum Beispiel

- Kirsche = weit spucken,
- Rose = geöffnete Hände zum Blütenkelch formen,
- Feuerlöscher = pantomimisch Schaum sprühen …

Sind diese Zuordnungen für alle klar, geht es an die eigentliche Übung. Die GL beginnt und nennt eine beliebige Folge von vier der vereinbarten Begriffe. Sie achtet darauf, diese möglichst im Sekundentakt zu sprechen. Die TN hören zunächst nur zu. Nach dem letzten Begriff starten sie sofort mit der Darstellung der entsprechenden Bewegungen, natürlich in der gleichen Reihenfolge. Sobald das Prinzip für alle klar ist, nennen reihum die TN eine Folge, die dann jeweils von allen nachvollzogen wird. Die Anzahl der Begriffe kann auf fünf oder sechs gesteigert werden.

Material: Keines.

Anmerkung: Es ist günstig, die Begriffesammlung und die Zuordnung der Bewegungen bereits am Anfang der Tour vorzunehmen und eventuell unterwegs zwischendurch zu wiederholen. Dann liegt der Trainingsschwerpunkt bei der Übung am Ende wirklich auf der Merkspanne und nicht auf dem Erinnern der Bewegungen zum jeweiligen Begriff.

Das rote Tuch

Es geht um geteilte Aufmerksamkeit und Reaktion. Das Spiel findet am Platz statt.

Die Gruppe steht im Kreis. Ein Ball wird kreuz und quer zugeworfen und gefangen. Gleichzeitig wandert ein rotes Tuch herum, das von Spieler zu Spieler zügig weitergegeben wird. Dabei gilt es aber, aufzupassen, dass es immer 3 x an den nächsten Nachbarn und dann 1 x an den übernächsten Nachbarn gegeben wird. Dazu zählen alle laut mit: eins – zwei – drei – Lücke – eins – zwei – drei – Lücke – eins … Natürlich sollte trotzdem niemand den Ball festhalten, und er sollte auch nicht auf den Boden fallen!

Material: Ein Ball, ein rotes Tuch.

KOPFTRAINING ZU FUSS

 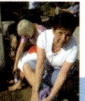

Alles, was rot ist (Wortsammlung)

Die Übung findet in der Fortbewegung statt. Es geht um Wortfindung. Gemeinsam in der ganzen Gruppe, zu Paaren oder in Kleingruppen wird überlegt und bei Bedarf aufgeschrieben. Gesucht werden Dinge, die ausschließlich rot sind (also keine Blumen oder andere Gegenstände, die es in vielen Farben gibt!) ... Kirschen, Erdbeeren, Feuerwehrauto, Londoner Telefonzelle ...

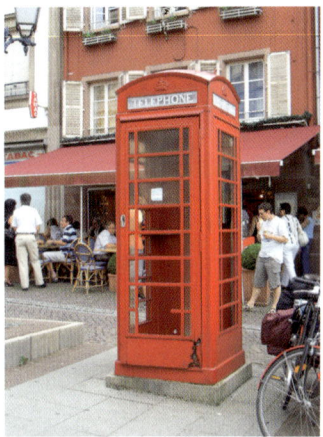 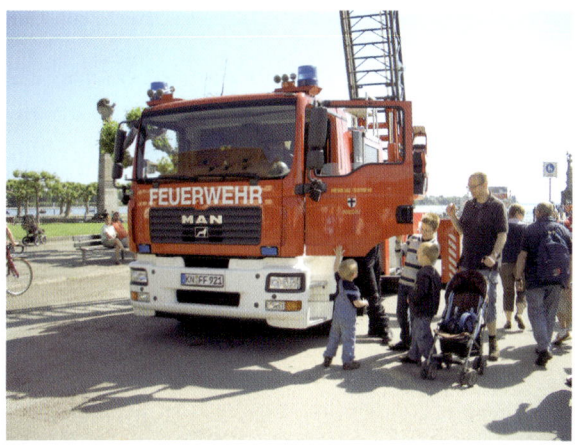

Material: Bei Bedarf Zettel und Stifte.

Rote Redewendungen und Begriffe

Die Übung findet am Platz statt. Es geht um Fantasie und Kreativität.
   Die TN bilden Paare oder Dreiergruppen. Jedes Paar bzw. jede Gruppe erhält von der GL einen Zettel, auf dem eine Redensart oder ein Begriff steht, der mit der Farbe Rot zu tun hat. Dieser soll pantomimisch dargestellt und von der Gruppe erraten werden.
   Beispiele: Rotkäppchen; der rote Faden; einen Tag rot im Kalender anstreichen; ein rotes Tuch für jemanden sein; roter Teppich; den Rotstift ansetzen; die rote Laterne; der rote Planet; die rosarote Brille ...

Material: Zettel mit Redewendungen.

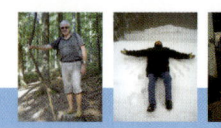
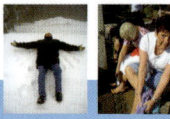

BRAINWALKING

3.2.4 Ein- und Ausblicke

Adleraugen

Die Übung findet in der Fortbewegung statt. Es geht um Wahrnehmung und um die Informations-Verarbeitungs-Geschwindigkeit.

Die TN erhalten von der GL eine Liste. Darauf stehen 10 Dinge, die sie innerhalb der nächsten 10 Minuten in der Umgebung besorgen sollen. Die Suchvorgaben richten sich danach, was im Umfeld zu finden ist, zum Beispiel:
- Tierhaare,
- Moos,
- eine Feder,
- eine rote Blüte,
- Dinge mit bestimmten Eigenschaften, wie etwas Essbares, etwas Wohlriechendes, etwas Spitzes, etwas Stacheliges, etwas Rundes usw.,
- Gegenstände aus bestimmten Materialien – aus Metall, aus Papier, aus Holz usw.

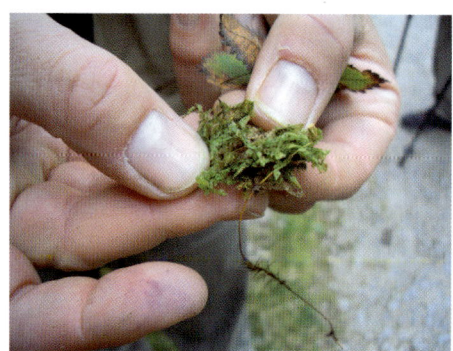

Wem ist es gelungen, alle 10 Dinge in der vorgegebenen Zeit zu ergattern?

Material: Je TN eine Liste.

Variation: Es wird ohne Papierliste gespielt. Die TN müssen ihr Gedächtnis üben, das heißt, die 10 Dinge einspeichern und sich ohne Hilfsmittel merken.

Bildersuche

Das Spiel findet in der Fortbewegung während der gesamten Tour statt. Es geht um Aufmerksamkeit und um die visuelle Wahrnehmung.

Die TN bilden Kleingruppen von je 3-4 Personen. Jedes Team erhält zu Beginn der Tour ein Blatt mit einer Reihe von Fotos. Darauf sind Motive abgebildet, die auf der Strecke oder am Wegesrand zu finden sind. Welche Gruppe schafft es, alle Motive zu entdecken und die Standorte auf dem Blatt einzutragen? Wer etwas entdeckt hat, notiert unauffällig die Position des Gegenstands, um die anderen TN nicht aufmerksam zu machen.

KOPFTRAINING ZU FUSS

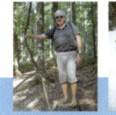

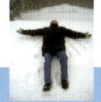

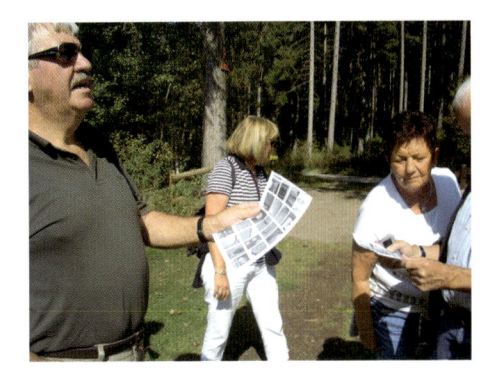

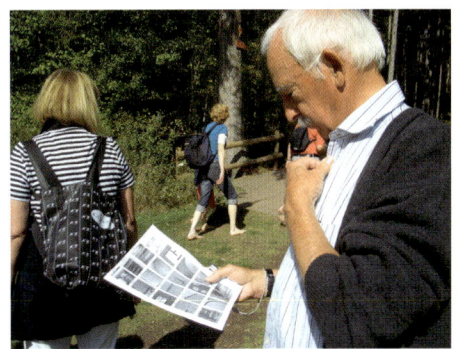

Material: Fotoseiten mit Motiven der Strecke, eine Kopie je Kleingruppe.

Anmerkung: Zur Gestaltung der Aufgabenblätter können entweder Motive im Original gewählt werden oder ähnliche Gegenstände. Im letzteren Fall müssen die TN das natürlich zu Beginn wissen. Dann ist zum Beispiel irgendein Hydrant zu suchen oder ein beliebiger Nistkasten, also nicht das genaue Abbild.

Original und Fälschung

Das Spiel findet am Platz statt. Es geht um Aufmerksamkeit, um die visuelle Wahrnehmung und um das Gedächtnis.

Die TN bilden zwei Mannschaften. Jedes Team markiert für sich ein Spielfeld von etwa 5 x 5 m in einem Park, im Wald, einem Hof oder an einem anderen abwechslungsreichen Spielort. Anschließend betrachten die TN ausgiebig das Terrain der gegnerischen Mannschaft und merken sich möglichst viele Einzelheiten: die Lage von Gegenständen, die Häufigkeit ihres Vorkommens, den Lichteinfall usw. Dann tauschen die Teams wieder die Plätze, begeben sich jedes ins eigene Spielfeld. Dort verändern sie 10 Dinge. Anschließend sollen beide Mannschaften feststellen, was auf dem Gebiet der anderen Gruppe verändert wurde. Findet eine Mannschaft alle 10 Dinge?

Material: Keines.

BRAINWALKING

Wörter bildlich darstellen

Die Überlegungsphase dieser Übung findet in der Fortbewegung statt. Das Darstellen und Raten erfolgt bei kurzen Stopps, je nachdem, wann sich gerade eine Möglichkeit ergibt. Die Gruppe teilt sich in Kleingruppen oder Paare auf. Jedes Team erhält von der GL gleich zu Beginn der Tour den Auftrag, sich Gedanken zu machen und bei entsprechender Gelegenheit die Gruppe zu stoppen. Es geht darum, sich Begriffe zu überlegen, die sich – unter Einbeziehung von Personen und Gegenständen aus der Umgebung – bildhaft darstellen lassen. Meistens handelt es sich dabei um zusammengesetzte Substantive. So lässt sich etwa das Wort FUSS-PILZ darstellen oder der Begriff STAMM-HALTER oder der berühmte HOLZ-WEG, auf dem wir uns manchmal im Leben befinden.

Wer eine Idee hat, hält die Gruppe kurz an und präsentiert den Begriff. Die anderen raten, um was es sich handelt.

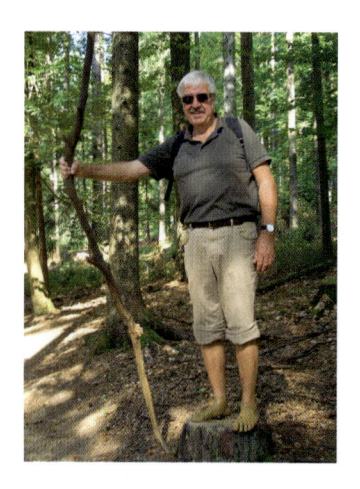

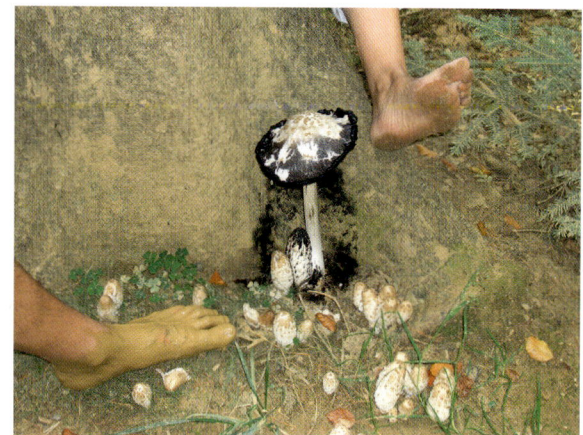

Material: Keines.

Anmerkung: Die Aufgabe sollte möglichst am Anfang der Tour gestellt werden, damit genügend Zeit bleibt, sich inspirieren zu lassen.

KOPFTRAINING ZU FUSS

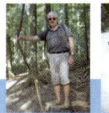

Wolkenland

Die Übung findet am Platz statt. Es geht um Fantasie und Gedächtnis.

Die TN blicken konzentriert in den Himmel. Das geht am besten im Liegen auf einer Wiese oder im Sand, funktioniert aber auch im Stehen. Wie sehen die Wolken aus? Wie schnell bewegen sie sich? Wie verändern sie sich?

Jeder TN findet einen Begriff zu einer einzelnen Wolke. Die anderen raten, welche gemeint ist. Alle merken sich die genannten Wolken-Titel und versuchen am Ende, diese nach einer kurzen Ablenkung wieder zusammenzubringen.

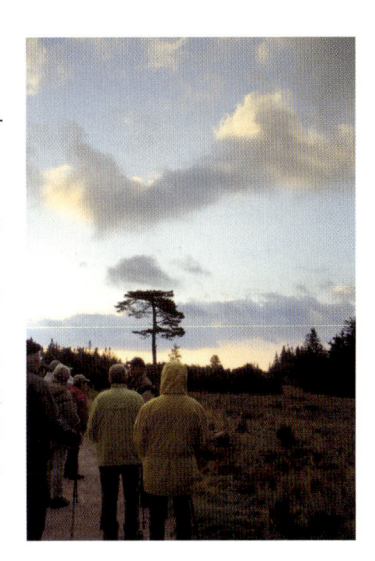

Material: Keines.

Naturpark

Die Übung findet am Platz statt. Sie trainiert Fantasie, Kreativität und die visuelle Wahrnehmung. Die Spieler sollen sich in Kleingruppen in einem vorher vereinbarten Spielgebiet umsehen. Es gilt dort, die etwas unauffälligeren Schönheiten der Natur zu entdecken, die gewöhnlich oft übersehen werden: eine Moosfläche, ein Spinnennetz, einen Baumstumpf, eine Vogelfeder, ein leeres Schneckenhaus … Nach einer vorgegebenen Zeitspanne, zum Beispiel drei Minuten, richtet jede Gruppe einen eigenen Mini-Naturpark ein. In einer selbst kreierten Abgrenzung und mit markierten Wegen lässt jede Kleingruppe ihre Entdeckungen zur Geltung kommen. Da wird eine besonders schöne Blüte von vertrocknetem Laub befreit, ein vorher von Erde bedeckter Glitzerstein freigewischt oder die Feder als Kunstwerk drapiert. Am Ende erläutert jede Kleingruppe in einer inszenierten „Führung" durch den ca. 1 m² großen Mini-Naturpark die eigene Kreation. Welcher Park ist der interessanteste?

Material: Naturmaterialien aus der Umgebung.

Anmerkung: Selbstverständlich sollte für die eigene Gestaltung nichts in der Natur zerstört oder beschädigt werden.

BRAINWALKING

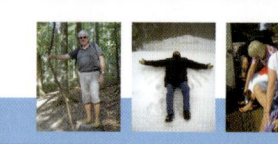

Sehende Hände

Die Übung findet am Platz statt. Es geht um taktile Wahrnehmung, außerdem um Vertrauen.

Die TN bilden Paare oder Kleingruppen, die alle gleichzeitig spielen. Jeweils eine Person wird mit geschlossenen Augen vom Partner bzw. den anderen Mitgliedern der Kleingruppe zu einem beliebigen Gegenstand im Umkreis von maximal 10 m geführt. Diesen Gegenstand soll er mit den Händen abtasten und genau spüren – ist es hart oder weich, glatt oder rau, kalt oder warm …? Danach wird die Person wieder zum Ausgangspunkt zurückgeführt und darf dort die Augen öffnen. Sind alle wieder am Platz angelangt, beginnt die nächste Phase. Die vorher Geführten gehen auf die Suche und raten, was sie berührt haben. Sind alle Gegenstände gefunden, wird gewechselt, und die vorher führenden Spieler werden zu Geführten.

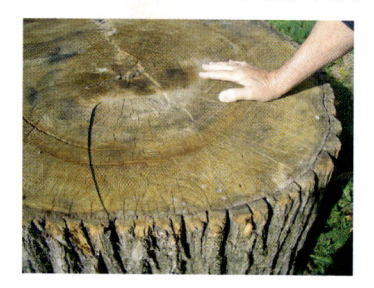

Material: Keines.

Bilderrahmen legen

Die Übung findet am Platz statt. Es geht um ein Training der Merkspanne oder des Gedächtnisses, je nach Aufgabenstellung.

Die Gruppe teilt sich in Paare und schwärmt kurz aus, um in der Umgebung kleine Gegenstände zu suchen. Jeder Gegenstand soll doppelt vorhanden sein, also zum Beispiel zwei ähnliche Steine, zwei Kiefernzapfen, zwei Rosenblüten usw.

Anschließend stellen sich die Partner jeweils gegenseitig Aufgaben. Dazu baut jedes Paar zwei Bilderrahmen, zum Beispiel aus Zweigen, aus Kieselsteinen oder zeichnet die Rahmen auf den Boden. Dann legt A eine Auswahl von Gegenständen in einen der beiden Rahmen: eine Kastanie, eine Blüte, ein Blatt, eine Traube … B soll das Bild nachlegen.

Geht es um ein Training der Merkspanne, dann sollten 4-6 Gegenstände ausgewählt und entsprechend viele Sekunden – eine Sekunde pro Gegenstand – angesehen werden. Danach wird das Bild abgedeckt. Direkt anschließend legt B das Bild aus den vorhandenen Doppeln der Gegenstände im zweiten Bilderrahmen nach.

Steht eher ein Gedächtnistraining im Mittelpunkt, können die Paare gemeinsam ein Bild gestalten und es einem anderen Paar präsentieren. Dieses prägt sich das Motiv gut ein. Danach wird das Bild abgedeckt, und das betrachtende Paar wird abgelenkt, etwa durch eine Kopfrechenaufgabe. Erst danach darf es versuchen, das Bild möglichst identisch nachzulegen.

KOPFTRAINING ZU FUSS

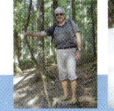

Bei beiden Versionen wird natürlich am Ende mit dem Original verglichen.

Es ist auch möglich, zwei ähnliche Bilder zu gestalten. Das Rateteam muss hier möglichst schnell herausfinden, wie sich die beiden Motive unterscheiden. Wie viele Fehler enthält die Fälschung gegenüber dem Original?

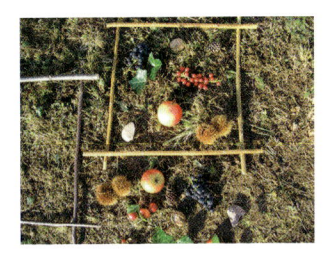

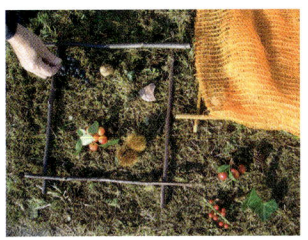

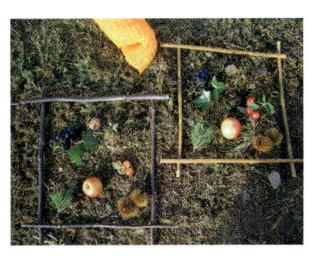

Material: Gegenstände aus der Natur und Tücher zum Abdecken der Bilder.

Gegenstände herumgeben

Das Spiel findet am Platz statt. Es geht um die Informations-Verarbeitungs-Geschwindigkeit.

Die TN suchen Naturmaterialien, wie Kastanien, Nüsse, Eicheln, Zapfen, Äpfel usw. Anschließend bilden alle einen Kreis. Die Gegenstände werden nacheinander ins Spiel genommen und zügig herumgegeben. Dabei gilt es, bestimmte – vorher festgelegte – Regeln zu befolgen, zum Beispiel:
- Kastanien nur mit der rechten Hand greifen und nach rechts weiterreichen,
- Zapfen nur mit der linken Hand annehmen und nach links geben,
- gleichzeitig mit den Füßen einen Stein im Uhrzeigersinn von einem zum anderen kicken usw.

Material: Naturmaterialien.

Die etwas andere Ausstellung

Die Übung findet in speziellem Gelände statt. Es geht um die visuelle Wahrnehmung und um das Gedächtnis.

Gelegentlich gibt es besondere Ausstellungen im Freien. Diese können für Brainwalk-Aufgaben genutzt werden. Ist nichts Ähnliches vorhanden, kann die GL im Vorfeld – vielleicht mit einer anderen Vereinsgruppe – eine kleine Präsentation in einem Park oder auf einem begrenzten Weg organisieren. Die Exponate,

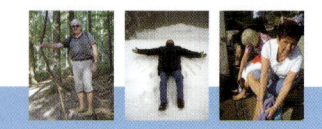

BRAINWALKING

zum Beispiel Bilder von Blumen, Kräutern oder Waldtieren, werden an Bäumen ausgehängt und mit erklärenden Schildern versehen. Die Brainwalk-Gruppe passiert den Parcours, soll alle Stücke betrachten, die Erläuterungen lesen und am Ende der Tour Fragen zum Thema beantworten.

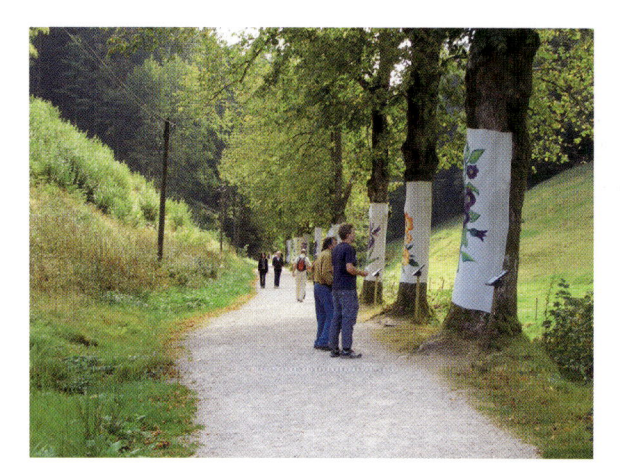

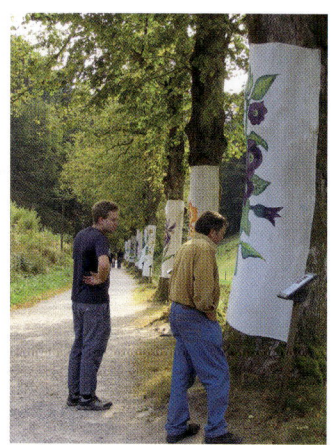

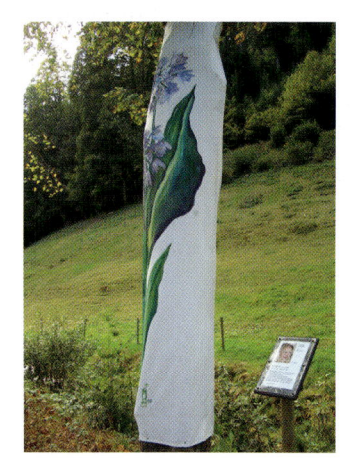

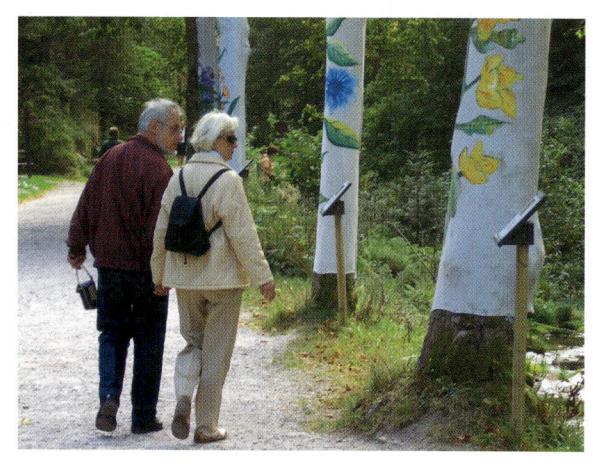

Material: Spezieller Parcours mit Ausstellungsstücken. Fragenkatalog zum Thema.

KOPFTRAINING ZU FUSS

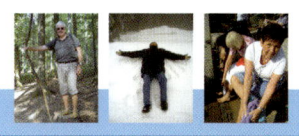

3.2.5 Auf den Spuren der Bäume

Zapfenkönig

Das Spiel findet am Platz statt. Es geht um das Kennenlernen und um das Arbeitsgedächtnis.

Die TN erhalten jeder drei kleine Kiefernzapfen, Bucheckern, Nüsse oder Ähnliches. In einem begrenzten Spielfeld bewegen sie sich frei durch den Raum. Dabei sollen einander unbekannte TN sich im Gespräch kennen lernen. Bereits miteinander vertraute Gruppen nutzen das Spiel, um gegenseitig Meinungen zu bestimmten Themen zu erfahren, zum Beispiel: Was hältst du von der Leinenpflicht für Hunde im Park? Alle dürfen Fragen stellen. Alle Gefragten müssen antworten. Dabei ist das Antworten mit „Ja" und „Nein" strikt verboten. Rutscht es jemandem trotzdem heraus, ist ein Zapfen an den Gesprächspartner fällig. Wer keine Zapfen mehr hat, scheidet aus. Wer hat am Ende noch alle oder die meisten Zapfen?

Material: Je TN drei kleine Kiefernzapfen, Bucheckern, Nüsse oder Ähnliches.

Drunter und drüber

Die Übung findet am Platz zwischen zwei oder mehreren Bäumen statt. Es geht um Beweglichkeit und um das Arbeitsgedächtnis.

Zwischen zwei oder mehreren Bäumen werden in unterschiedlichen Höhen Seile gespannt. Die TN sollen sich drunter und drüber bewegen und dabei immer neue Arten finden, die Hindernisse zu überwinden – vorwärts, rückwärts, mit erhobenen Armen, mit Drehung usw. Es gilt, sich die eigenen Bewegungen zu merken und diese möglichst nicht zu wiederholen.

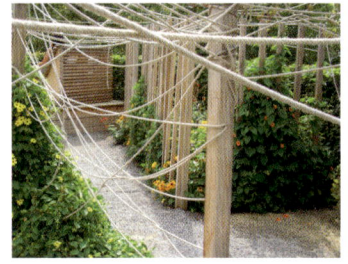

Material: Mehrere lange Seile.

Anmerkung: Die Seile sollten so dick sein, dass sie gut zu sehen sind. Werden dünne Schnüre verwendet, bunte Farben wählen, die gut sichtbar sind.

BRAINWALKING

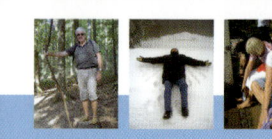

Baumarten suchen

Die Übung findet in der Fortbewegung statt. Es geht um die visuelle Wahrnehmung, um die Informationsverarbeitung und um das Gedächtnis.

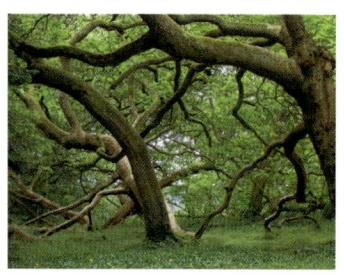

Die TN ziehen jeder 1-3 Baumratekarten. Auf jeder Karte ist eine Baumart abgebildet, die im Umfeld gesucht werden soll. Die TN gehen in einem vorgegebenen Zeitraum einzeln oder zu Paaren auf die Suche. Sie merken sich, wie viele Bäume sie wo gefunden haben.

Nach einer Weile treffen sich alle wieder und führen den jeweils anderen ihre Bäume vor.

Material: Baumratekarten, zu erstellen mit Fotokopien aus Bestimmungsbüchern oder Ausdrucken aus dem Internet.

Anmerkung: Die GL sollte zuvor überprüft haben, ob alle Baumarten, für die Ratekarten verteilt werden, tatsächlich im Umfeld vorhanden sind. Im Übrigen ist es sinnvoll, ein Baumbestimmungsbuch dabeizuhaben, um bei Interesse weitere Informationen zu den Baumarten geben zu können.

Die Baumratekarten werden selbst hergestellt. Sie können wahlweise ein Foto des Baums mit seiner Silhouette zeigen oder nur einen Teil des Baums, wie ein Blatt, ein Stück Rinde, eine Frucht. Interessant ist, wenn möglichst viele verschiedene Bäume auf engem Raum zu finden sind, wie in einem Park oder in einem Mischwald.

Rinden tasten

Die Übung findet am Platz statt. Es geht um die taktile Wahrnehmung (das Tasten).

Zu Beginn werden verschiedene Baumarten besprochen. Welche Arten sind bekannt? Welche Merkmale haben sie? Tragen sie Früchte? usw. Anschließend werden Rindenstücke unterschiedlicher Bäume genau betrachtet, befühlt und mit Worten beschrieben. Sobald die Zuordnung der Rinden zur Baumart für alle klar ist, sollen die Rinden mit geschlossenen Augen durch Tasten erkannt werden.

Material: Rindenstücke unterschiedlicher Baumarten, eventuell ein Bestimmungsbuch.

KOPFTRAINING ZU FUSS

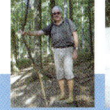

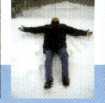

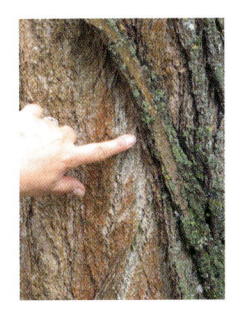

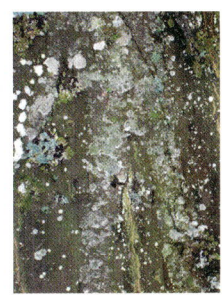

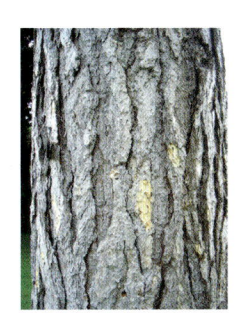

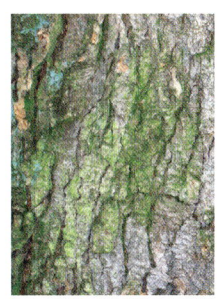

Balanceakt

Die Übung findet am Platz statt. Hier wird das Gleichgewicht trainiert.

Im Wald oder in Parks sind immer wieder Baumstämme zu finden. Manche liegen dort zum Abtransport als Brennholz, andere wurden extra als Trainingsgerät aufgebaut. Meist nutzen die TN die Stämme schon ohne Aufforderung zum Balancieren. Spannend wird es, wenn weitere Aufgaben damit verknüpft werden: etwas auf dem Kopf tragen, ein paar trockene Blätter bei ausgestrecktem Arm auf der Handfläche transportieren, ohne sie zu verlieren, einen langen Ast quer transportieren und sich wie ein Seiltänzer bewegen usw.

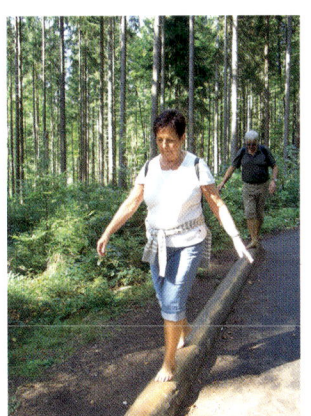

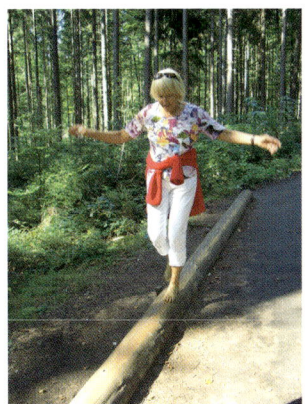

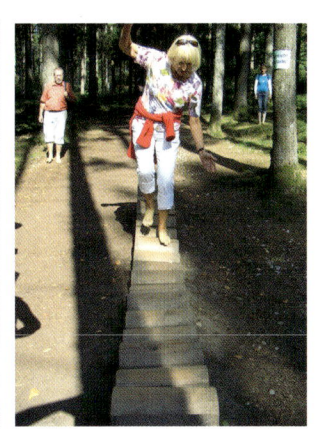

Material: Baumstämme.

Anmerkung: Die GL sollte darauf achten, dass die Stämme sicher liegen, nicht mehrere übereinander oder an einem Abhang. Bei unsicheren TN sollten Paare gebildet werden und immer A und B sich gegenseitig beim Balanceakt halten, gegebenenfalls auch Dreiergruppen, bei denen zwei halten und ein TN balanciert.

BRAINWALKING

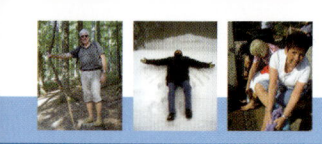

Stämme stemmen

Die Übung findet am Platz statt. Es geht um die Informationsverarbeitung und um die Kraft.

Die TN haben jeweils zwei Stämme von etwa 60 cm Länge und 10-15 cm Durchmesser. In beiden Händen wird je ein Stamm gehalten und in Ruhestellung auf den Schultern abgelegt. Auf ein entsprechendes Signal hin werden Bewegungen ausgeführt. Dazu vereinbart die Gruppe bestimmte Kommandos, zum Beispiel:

- Eiche ⇨ beide Stämme nach oben,
- Weide ⇨ beide Stämme nach unten,
- Pappel ⇨ rechter Stamm nach oben,
- Buche ⇨ linker Stamm nach oben usw.

Material: Je TN zwei Baumstämme.

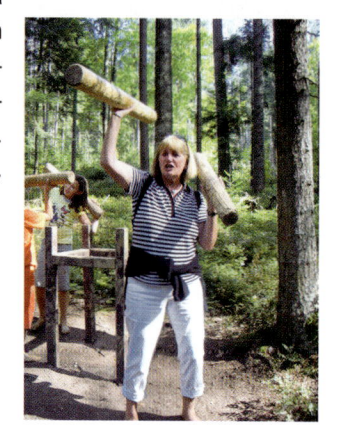

Astrollen

Die Übung findet am Platz statt. Es geht um ein Training der Auge-Hand-Koordination und der Geschicklichkeit.

Die Gruppe ritzt oder malt zunächst eine Spielfläche von ca. 1 m Breite und 5 m Länge auf den Boden. Über diese Strecke soll ein etwa 50 cm langer Ast von ungefähr 10 cm Durchmesser mit einem Stock gerollt werden. Nacheinander versuchen alle Spieler ihr Glück. Die Markierungslinien zu berühren, die Bahn zu verlassen oder den Ast anders als mit dem einen Stock zu berühren, ist tabu bzw. bringt jeweils einen Fehlerpunkt. Wer schafft es mit den wenigsten Fehlerpunkten?

Material: Ein Ast (ca. 50 cm lang, ca. 10 cm Durchmesser) und ein Stock zum Rollen.

Ich bin ein Baum

Die Übung findet am Platz statt. Es geht um Fantasie und Kreativität.

Die Gruppe hat zuvor einige Baumarten mit ihren charakteristischen Merkmalen kennen gelernt. Eine Eiche sieht anders aus als eine Trauerweide. Unterschiede sollten für das Spiel allen bekannt sein.

KOPFTRAINING ZU FUSS

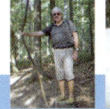

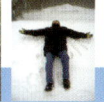

Die TN stellen jeder nacheinander einen beliebigen Baum dar, indem sie eine entsprechende Körperhaltung einnehmen. Wie sieht eine Tanne aus? Woran lässt sich eine Pappel erkennen? Die Gruppe rät, um welche Baumart es sich handelt.

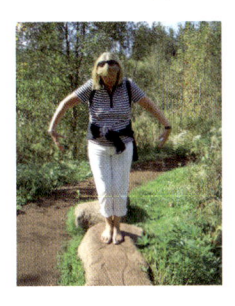

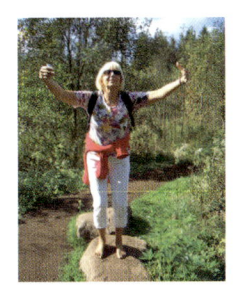

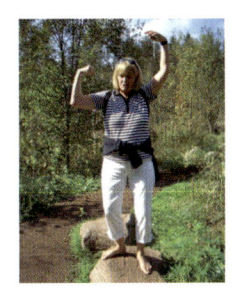

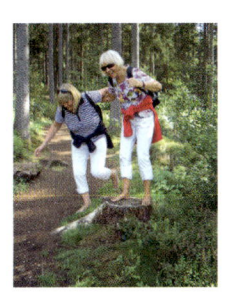

Material: Keines.

Der dickste Baum

Das Spiel findet in einem begrenzten Bereich statt. Es geht um visuelle und taktile Wahrnehmung und ums Schätzen.

Die Gruppe soll herausfinden, welcher Baum im Umfeld den dicksten Stamm hat und diesen dann gemeinsam umfassen. Anschließend gilt es, den Umfang zu schätzen. Der wird später mit einem Bandmaß genau nachgemessen.

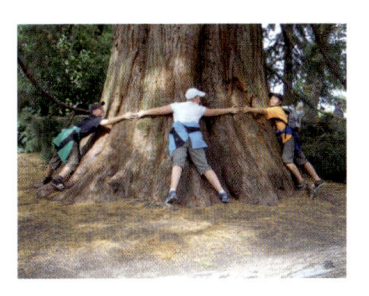

Material: Ein Bandmaß, eventuell eine lange Schnur, falls das Bandmaß kürzer ist als der Umfang des Baums.

Der Wunderbaum

Das Spiel findet am Platz, das heißt um einen Baum herum, statt. Es geht um die visuelle Wahrnehmung und um das Gedächtnis.

Im Geäst eines Baums hat die GL vor Beginn der Tour eine Reihe (15-20) von Gegenständen versteckt bzw. aufgehängt, die nicht dorthin gehören, zum Beispiel ein Stofftier, eine Weihnachtsbaumkugel, eine Banane, einen Schuh usw. Die TN betrachten schweigend den Wunderbaum mit den merkwürdigen Früchten und versuchen, sich möglichst viele der entdeckten Dinge zu merken. Sie gehen um den Baum herum, dürfen die Gegenstände anfassen und ausgiebig einspeichern.

BRAINWALKING

Anschließend macht die Gruppe sich auf den Weg zu einer nächsten Station, von der aus der Baum nicht mehr zu sehen ist. Nach einer kurzen Ablenkung, zum Beispiel durch eine Rechenaufgabe, versuchen alle – einzeln oder in der gesamten Gruppe –, sich an die seltenen Früchte an dem Baum zu erinnern und schreiben ihre Ergebnisse auf. Am Ende wird unter dem Wunderbaum abgehakt, ob alles auf der Liste steht.

Material: Diverse Alltagsgegenstände, Schnur zum Befestigen, Papier und Stifte.

Was ist aus Holz?

Die Übung findet am Platz statt. Es geht um die Informations-Verarbeitungs-Geschwindigkeit.

Die TN erhalten von der GL – einzeln oder in kleine Mannschaften aufgeteilt – jeweils einen gleichen Stapel mit Zetteln (bei häufiger Nutzung eventuell wiederverwertbare Kärtchen). Auf jedem Zettel steht ein beliebiges Wort. Es gilt, diese Zettel möglichst schnell zu sortieren. Alles, was aus Holz ist oder sein kann, soll herausgesucht werden.

Mögliche Begriffe: **Stuhl**, Auto, **Baum**, Computer, **Kochlöffel**, Schere, Glühbirne, **Tür** ...

Material: Zettel oder Kärtchen mit Begriffen, je TN oder je Mannschaft ein gleicher Satz.

Welches war's?

Die Übung findet am Platz statt. Es geht um Aufmerksamkeit und um die visuelle, taktile und olfaktorische Wahrnehmung.

Die TN suchen jeder ein oder zwei kleine Holz- oder Rindenstückchen. Alle werden in der Mitte gruppiert. Anschließend suchen sich alle TN jeweils ein Stück aus, nehmen es in die Hand, riechen daran und betasten es schließlich mit geschlossenen Augen. Dann werden alle Holz- und Rindenstückchen wieder durcheinander zurück in die Mitte gelegt. Die TN schließen wieder die Augen, während die GL noch einmal kräftig durchmischt. Jetzt soll jeder Spieler mit geschlossenen Augen das eigene Holz- oder Rindenstück durch Tasten und Riechen wiederfinden.

Material: Holz- und Rindenstückchen.

KOPFTRAINING ZU FUSS

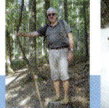

Das ist es

Die Übung findet am Platz statt. Es geht um die taktile und visuelle Wahrnehmung, um das Arbeitsgedächtnis und um die Wortfindung.

Die Gruppe sammelt verschiedene Holz- und Rindenstücke und legt sie in ihre Mitte. Reihum schließt ein Spieler die Augen, während die anderen ihm detailliert eines der Stücke mit Worten beschreiben. Der Spieler mit den geschlossenen Augen versucht, das richtige Stück durch Tasten zu finden.

Material: Holz- und Rindenstücke.

Doppelstock

Das Spiel eignet sich als aktive Pause. Es trainiert Geschicklichkeit und Kooperation.

Eine Strecke von etwa 10 m Länge wird mit Start- und Zielpunkten markiert. Je nach Beweglichkeit der TN wird ein hindernisfreies Wegstück oder unwegsames Gelände ausgewählt. Es werden Paare gebildet, die nacheinander die Strecke überwinden sollen. A und B stehen sich gegenüber und halten zwei Stöcke parallel wie eine Brücke zwischen sich. Dann legt jemand aus der Gruppe einen Gegenstand aus der Natur – zum Beispiel eine Wurzel, ein Riesenblatt, einen großen Pilz ... – auf die beiden Stäbe. Auf ein Startzeichen hin sollen die Spieler diesen Gegenstand ins Ziel transportieren, ohne dabei die Hände von den Stöcken zu nehmen oder den aufgeladenen Gegenstand zu verlieren. Fällt ein Teil zu Boden, darf es nur mit den Stöcken, nicht mit den Händen, wieder aufgenommen werden. Welches Paar passiert den Parcours am elegantesten?

Material: Zwei Stöcke etwa gleicher Länge und Stärke, ein Gegenstand aus der Natur (Wurzel, Blatt, Pilz ...) zum Transportieren.

BRAINWALKING

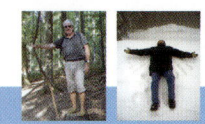

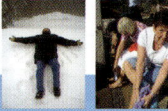

3.2.6 Auf Schritt und Tritt

Spurensuche

Das Spiel findet in der Fortbewegung statt. Es geht um die Aufmerksamkeit und um die visuelle Wahrnehmung.

Bei dieser Tour müssen die TN ihren – zuvor von der GL markierten – Weg selbst finden, indem sie Spuren suchen und ihnen folgen. Die GL geht mit, aber nicht voran. Zu Beginn wird allen mitgeteilt, um welche Art von Spuren es sich handelt. Das kann ein aufgehängtes Wegzeichen sein, das sich in Abständen wiederholt, eine Markierung mit Pflasterkreide, mit Steinen oder Stöcken gelegte Zeichen oder Ähnliches.

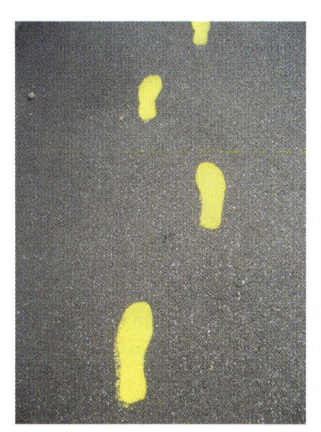

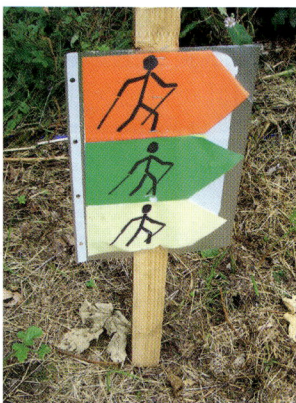

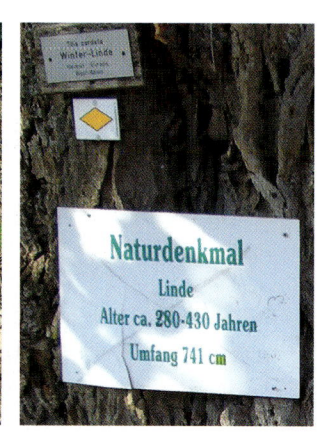

Material: Naturmaterial für die Spurenlegung oder spezielle Wegzeichen.

Anmerkung: Die GL muss für diese Tour die Strecke 2 x ablaufen – 1 x zur Spurenlegung kurz vor dem Start und anschließend gemeinsam mit den TN. Alternativ kann ein mit Wanderzeichen markierter Rundweg genutzt werden. In diesem Fall folgen alle zum Beispiel der gelben Raute oder einem anderen Symbol.

Fundbüro

Die Übung findet in der Fortbewegung statt, die Endphase gemeinsam am Platz. Es geht um visuelle Wahrnehmung, um die Informationsverarbeitung und um das Gedächtnis sowie um Fantasie und Kreativität.

KOPFTRAINING ZU FUSS

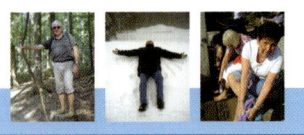

Die Gruppe erhält zu Beginn der Tour von der GL den Auftrag, in den nächsten 10 Minuten unterwegs kleine Fundstücke aus der Natur zu sammeln. Alle TN sammeln jeweils für sich: Blätter, Stöckchen, Rinde, Moos, Steine, Stroh, Heu, Schneckenhäuser, Eicheln, Blüten, Tierhaare ...

Ist die Zeit abgelaufen, gibt die GL das Signal zu einem Stopp. Alle bilden einen Kreis und legen ihre Fundstücke in die Mitte. Dann folgen die unterschiedlichen Aufgaben mit dem gesammelten Material:

- Die Anzahl der Fundstücke schätzen. (Nur mit den Augen, nicht berühren.)
- Alle Fundstücke zählen. (Nur mit den Augen, nicht berühren.)
- Alle Fundstückarten zählen. Dabei wird Gleichartiges zusammengefasst, also alle Steine, alle Blätter, alle Schneckenhäuser sind jeweils nur ein Artikel. (Nur mit den Augen, nicht berühren.)
- Gleichartiges gruppieren. Dabei müssen sich so viele Gruppen ergeben, wie bei der Übung vorher Artikel gezählt wurden.
- Gemeinsam eine möglichst verrückte Geschichte erfinden, in der alle Gegenstände vorkommen. Jeder TN trägt ein Stück zur Geschichte bei, doch es muss nicht immer das eigene Fundstück sein, das dabei verarbeitet wird. Die Reihenfolge der Gegenstände folgt keiner speziellen Vorgabe. Sie ergibt sich spontan.
Die GL packt für die spätere Kontrolle von jeder Fundstückart ein Beispiel in einen Beutel und nimmt diesen mit. Die übrigen Gegenstände werden im Fundbüro zurückgelassen.
- Die letzte Übung mit den Gegenständen erfolgt erst nach einer Ablenkungspause, in der ein weiteres Stück Weg zurückgelegt wurde. Außerdem sollte unterwegs mindestens eine andere Aufgabe gelöst worden sein. Erst dann versucht die Gruppe gemeinsam, sich an die Geschichte zu erinnern und dabei möglichst alle Gegenstände wieder aus dem Gedächtnis hervorzuholen. Zur Kontrolle packt die GL dabei jedes Naturfundstück aus, das genannt wird. Ist am Ende noch etwas im Beutel oder haben die TN alles erwähnt?

Material: Beutel für die Fundstücke.

Schritt halten

Die Übung findet am Platz statt. Es geht um die Merkspanne.

Die TN bilden Paare. A geht eine kurze Schrittfolge, zum Beispiel zwei vor, eins links, zwei rechts, eins rückwärts. B sieht zu und geht sofort anschließend die Folge nach. Anschließend wird gewechselt. Jedes Paar macht etwa fünf Durchgänge.

Material: Keines.

BRAINWALKING

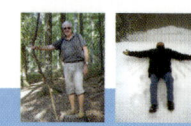

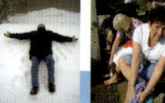

Ich schieb dich

Das Spiel findet am Platz statt. Es geht um die kinästhetische Wahrnehmung (Körpergefühl, Eigenbewegung des Körpers im Hinblick auf Zeit, Raum- und Spannungsverhältnisse).

Die TN bilden Paare. Jedes Team zieht um den eigenen Standort eine Kreislinie mit Kreide oder zeichnet sie mit einem Stock auf den Boden. Die Partner stehen sich gegenüber und legen die Hände gegeneinander. Zunächst spüren sie konzentriert, wie sich sanfter oder stärkerer Druck anfühlt. Später verstärken sie langsam den Druck und versuchen, sich gegenseitig aus dem Ring zu schieben.

Material: Keines.

Handmassage

Diese Entspannungsmöglichkeit kann nach einer Brainwalking-Einheit – zum Beispiel bei einer Sonderveranstaltung – als krönender Abschluss in der Sporthalle angeboten werden. Schließlich sind, zumindest beim Nordic Walking, bei jedem Schritt die Hände im Dauereinsatz an den Stöcken.
Die TN bilden Paare, die sich gegenseitig die Hände massieren. Beide Partner sitzen. Zunächst wählt jeder ein Öl oder eine Handcreme aus. Die Reihenfolge der Hände ist beliebig. Die jeweilige Hand liegt locker und entspannt auf dem Oberschenkel oder auf einem Tisch. Zuerst wird der Handrücken sanft massiert, beginnend an der Innenseite, von da nach außen, an den Sehnen entlang, die dort sichtbar verlaufen. Es folgt die Handfläche, die mit beiden Händen ausgestrichen und leicht geknetet wird. Am Ende kommen die Finger an die Reihe, die einzeln ausgestrichen werden. Sind beide Hände so bearbeitet, wird gewechselt.

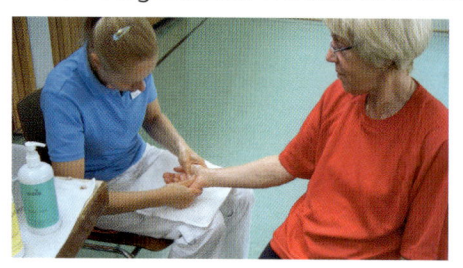

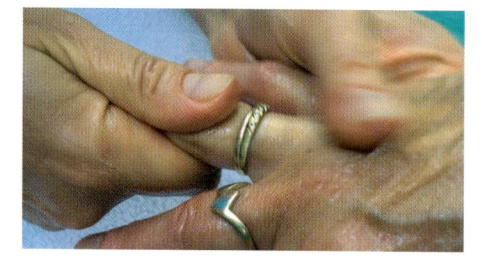

Material: Öl oder Handcreme, Handtücher, Wasserschüssel.

Variation: Ähnlich erholsam, aber aufwendiger, ist nach der Beanspruchung ein Fußbad oder eine Fußmassage.

KOPFTRAINING ZU FUSS

3.2.7 Barfuß unterwegs

Barfußpfade und -parks liegen im Trend. Nicht nur in touristisch erschlossenen Gegenden, sondern auch in Schulen, Kindergärten oder Pflegeheimen entstehen diese Einrichtungen. Sie sind ideal für einen Brainwalk, insbesondere dann, wenn sogar am Start und Ziel Schließfächer für Schuhe und Wasserstellen zum Füßewaschen angeboten werden. Doch bei sommerlichen Temperaturen in Sandalen, bei mitgebrachten Rucksäcken zum Schuhtransport und einer natürlichen Wasserstelle oder einem Kneippbecken am Ende der Strecke lässt sich eine Tour ohne Schusters Rappen auch anderswo organisieren. Wichtig ist eine Strecke mit unterschiedlicher Bodenbeschaffenheit, frei von Scherben und anderem Müll.

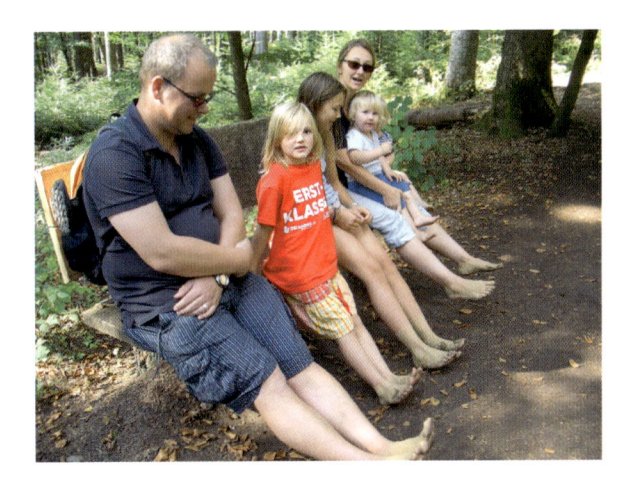

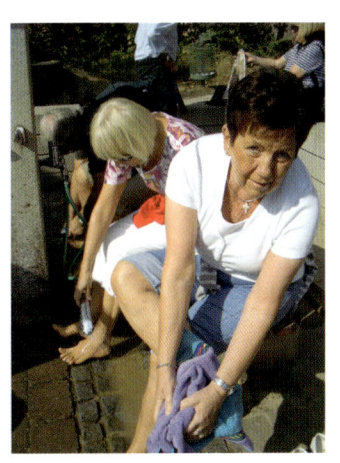

Mit den Füßen sehen

Die Übung findet in der langsamen Fortbewegung statt. Es geht um die taktile Wahrnehmung.

Die TN gehen schweigend über verschiedene Untergründe: Waldboden, Kopfsteinpflaster, Kies, Holzplanken, Moos, Gras, Sand usw. Wie fühlt sich der Boden an – kalt, warm, feucht, trocken, glatt, rau usw.? Streichelt Moos oder Gras die Füße auf angenehmere Weise? Was alles gibt es barfüßig zu entdecken? Was fühlt sich angenehm an, was ist eine echte Herausforderung? Was kitzelt? Piekst anfangs jedes Steinchen, so gewöhnen sich die meisten schnell an die ungewohnten Reize. Wer mag, kann auch mal richtig durch den Schlamm waten.

Auf jedem neuen Untergrund bleiben die TN einen Moment stehen, spüren bei geschlossenen Augen intensiv das jeweilige Material.

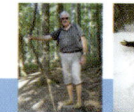

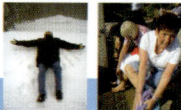

BRAINWALKING

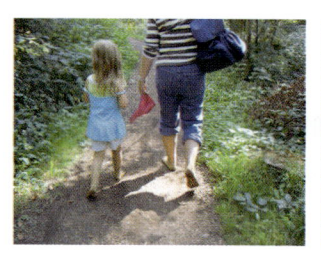

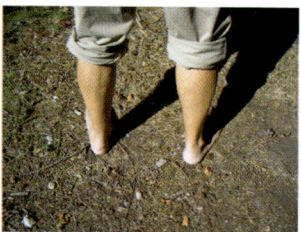

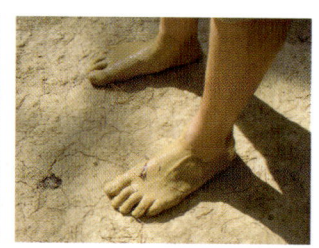

Material: Keines.

Wasser fühlen

Die Übung findet am Platz statt, an einer seichten Stelle am Bach-, Fluss- oder Seeufer oder einer anderen zugänglichen Wasserstelle, zum Beispiel Tretbecken. Es geht um die taktile Wahrnehmung.

Die TN gehen mit den Füßen ins Wasser und versuchen, mit den Händen Wirbel, Strömungen und Wellen zu erzeugen, sodass sich das Wasser immer wieder anders anfühlt. Dazu können die Hände flach aufgesetzt, gedrückt, geschoben, gezogen, gedreht oder untergetaucht werden. Sind im Wasser Temperaturunterschiede spürbar? Am Ende stellen die TN sich gegenseitig ihre Techniken vor und tauschen sich über ihre Empfindungen aus. Was war das angenehmste Gefühl?

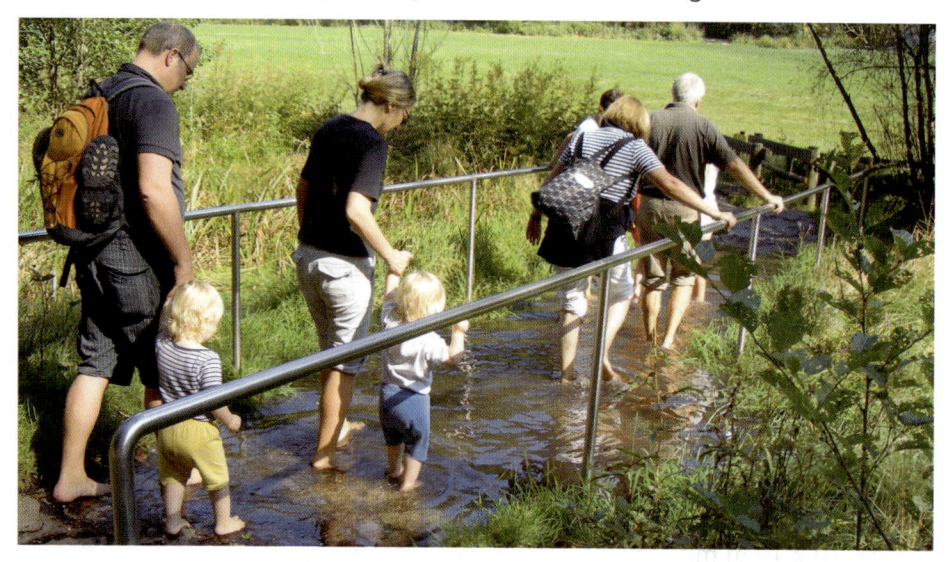

Material: Eine Wasserstelle.

KOPFTRAINING ZU FUSS

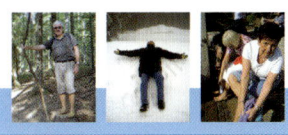

Erdpalette

Die Übung findet am Platz statt. Es geht um die visuelle und taktile Wahrnehmung.

Die Farben der Erde sind abwechslungsreicher als die in einem Farbkasten. Die Palette ist fast unendlich. Alle TN versuchen, die Vielfalt der Erdfarben zu entdecken und bewusst wahrzunehmen. Dazu markiert sich jeder eine große Palette auf dem Boden. Anschließend suchen alle gleichzeitig in einem vorgegebenen Zeitraum, zum Beispiel drei Minuten, die Umgebung gründlich ab und versuchen, möglichst viele unterschiedliche Farbtöne von Erde zu finden. Mit einem Hölzchen, einem Löffel oder mit den Händen setzt jeder die eigenen Erdfarbproben auf die Palette und streicht sie dort glatt. Dabei wird versucht, die Farben in eine Folge mit leichten Abstufungen zu bringen, sodass eine Reihenfolge erkennbar wird. Wie viele Farben finden die Künstler?

Material: Erde, eventuell je TN ein Löffel oder Spatel.

3.2.8 Stein auf Stein

Steingarten

Das Spiel findet am Platz statt. Es geht um das Arbeitsgedächtnis, um die Informationsverarbeitung und um die visuelle Wahrnehmung.

Die TN schwärmen aus und suchen jeder fünf etwa hühnereigroße Steine. Diese beschriften sie mit einem eigenen Zeichen. Dazu liegen entsprechende Marker bereit. Das kann ein Symbol, eine Zahl oder ein Buchstabe sein. Wichtig ist, dass alle TN unterschiedliche Zeichen benutzen und jeder die eigenen fünf Steine alle mit dem gleichen Schriftzug versieht. So benutzt vielleicht A ein rotes Quadrat, B ein blaues Kreuz und C versieht seine Steine mit einer schwarzen Fünf.

Die gewählten Zeichen werden kurz in der Gruppe gegenseitig vorgestellt. Dann finden sich Mannschaften zu je ca. 3-4 Spielern. Gemeinsam wird festgelegt, welche Mannschaft später welche Steine suchen soll. Da konzentriert sich einer auf die Steine mit den Zeichen von A, B und C, also rotes Quadrat, blaues Kreuz und schwarze Fünf. Die anderen suchen nach anderen Kennzeichnungen. Wichtig ist nur, dass keine Mannschaft die eigenen Steine sucht.

Anschließend legen alle schnell ihre Steine in einem überschaubaren Bereich von ca. 10 x 10 m mit dem Zeichen nach oben verteilt aus – nicht zu offensichtlich, aber auch nicht wirklich versteckt. Natürlich merkt sich jeder die Ablagestellen der eigenen Steine. Ist der Steingarten präpariert, das heißt, sind alle markierten Steine versteckt, beginnt das eigentliche Spiel. Alle gehen auf die Suche und tragen möglichst viele der Steine zusammen, die eines der verabredeten Zeichen enthalten. Sobald die erste Mannschaft alle Steine gefunden hat, ist das Spiel beendet. Dann wird Bilanz gezogen – welche Mannschaft hat wie viele richtige Steine eingesammelt?

Material: Dicke Marker zum Beschriften der Steine.

Zielwerfen

Die Übung findet am Platz statt. Es geht um die Auge-Hand-Koordination.

Jeder TN sucht sich drei kleine Steinchen. Mit Filzstift werden diese jeweils mit einem Symbol oder einem Namenskürzel versehen. Die Gruppe teilt sich in zwei oder mehr Mannschaften. Dann wird – wie beim Bocciaspiel, das sicherlich vielen bekannt ist – ein Stein als Zielobjekt ausgeguckt. Die kleinen Steine sollen so dicht wie möglich an den Zielstein geworfen werden. Dabei ist es durchaus erlaubt, gegnerische Steine wegzukicken. Nur die drei Steine, die am dichtesten am ausgewählten Zielstein liegen, werden gezählt. Der dem Zielobjekt am nächsten liegende Stein erhält drei, die beiden anderen zwei und einen Punkt. Welche Mannschaft kann die meisten Punkte für sich verbuchen? Wenn zügig gespielt wird, bleibt genügend Zeit für einen Revanchedurchgang.

Material: Stifte zum Markieren der Steine.

Steine schnappen

Die Übung findet am Platz statt. Es geht um Geschicklichkeit und Reaktion.

Die TN suchen sich jeder fünf kleine, etwa mandelgroße, Steine und legen diese in einer Reihe vor sich aus. Nacheinander nehmen sie jeweils einen Stein auf, werfen ihn in die Luft und fangen ihn wieder auf, bis alle fünf Steinchen in der Luft waren und sicher wieder in der Hand gelandet sind.

Material: Je TN fünf kleine Steine.

Variation: Die Steine werden mit dem Handrücken aufgefangen.

KOPFTRAINING ZU FUSS

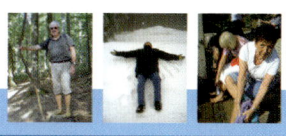

Steinreihe

Die Übung findet am Platz statt. Es geht um die Merkspanne.

Die TN bilden Paare. Jedes Paar sucht sich etwa 15 kleine Steine. A wählt zunächst fünf, später immer mehr, Steine aus und legt sie in eine Reihe. B betrachtet die Reihe kurz und wendet sich dann einen Moment ab. In dieser Zeit vertauscht A die Lage einzelner Steine. Diese Veränderungen soll B anschließend erkennen und die Steine wieder in die richtige Folge bringen. Dann wird gewechselt.

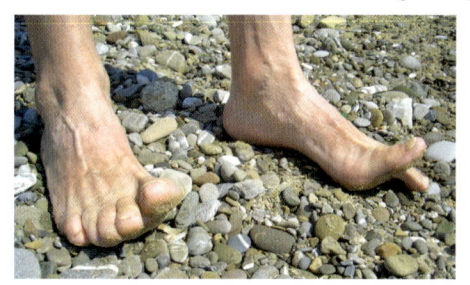

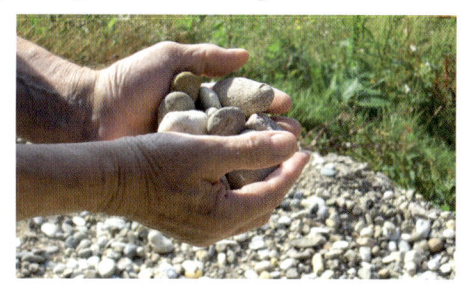

Material: Je Paar etwa 15 kleine Steine.

Steine klopfen

Die Übung findet am Platz statt. Es geht um die Merkspanne und um die akustische Wahrnehmung.
Die TN suchen sich jeder zwei Kieselsteine. Danach bilden sie Paare. A klopft mit den beiden Steinen einen kurzen Rhythmus, den B sofort im Anschluss möglichst identisch wiederholt. Danach wird gewechselt. B gibt vor und A klopft nach.

Um sich ganz auf das Zuhören zu konzentrieren, ist es günstig, wenn die Spieler bei dieser Übung Rücken an Rücken stehen, also nicht sehen können, wie der Partner klopft.

Material: Kieselsteine, je TN zwei Stück.

Variation: Bereitet diese Übung den TN keine Schwierigkeiten, können sie eine weitere Komponente mit einbeziehen. Die Partner stellen sich dann einander gegenüber. Es geht nun nicht mehr nur um den Klang, sondern auch um unterschiedliche Körperhaltungen, in denen die Klopfgeräusche produziert werden. So wird zum Beispiel 3 x kurz über dem Kopf geklopft, dann 2 x lang links vom Körper, 1 x kurz vor dem Körper usw. Der gegenüberstehende Mitspieler muss nun nicht mehr nur den Klang richtig nachvollziehen, sondern auch die jeweiligen Positionen.

BRAINWALKING

Denkmalbau

Die Übung findet am Platz statt. Es geht um die Informationsverarbeitung, um Kreativität und um räumlich-konstruktives Denken.

Die TN suchen viele kleine Steine und tragen diese alle auf einem großen Steinhaufen zusammen. Danach geht es ans Sortieren nach Form und Größe. Dazu werden mehrere kleine Steingruppen gebildet, bis alle untergebracht sind. Dann geht es ans Bauen. Die Gruppe teilt sich in zwei, gegebenenfalls in mehr Kleingruppen auf. Eine Gruppe baut aus dem vorhandenen Steinmaterial ein Denkmal. Dabei darf sie aber nie mehr als die Hälfte von einer Steingruppe verbrauchen. Die andere Kleingruppe baut anschließend das gleiche Denkmal nach. Stimmen alle Positionen?

Beim ersten Versuch wird spiegelverkehrt nachgebaut, beim nächsten Mal gegenüber gedreht. Einmal baut die zweite Gruppe anschließend, ein nächstes Mal gleichzeitig. Was ist schwieriger?

Material: Steine aus der Natur.

Steinchen, Steinchen, du musst wandern

Die Übung findet am Platz statt. Es geht um die taktile Wahrnehmung und um die Feinmotorik.

Die TN suchen sich jeder einen Kieselstein und stellen sich dann in Kreisformation auf. Den Stein betasten sie zunächst mit geschlossenen Augen. Wie fühlt sich seine Oberfläche an? Welche Form hat er? Wie verändert sich seine Temperatur? usw. Anschließend betrachten sie ihren Stein genau. Welche Farbe hat er? Gibt es eine Maserung? usw. Der Stein wird abwechselnd in der rechten und linken Hand bewegt wie ein Handschmeichler.

Erst danach geht es ans Spiel. Die GL legt ihren Stein an die Seite. Von ihr aus startend, werden die Steine mit geschlossenen Augen im Uhrzeigersinn rundherum gegeben: mit der rechten Hand annehmen, in die eigene linke Hand geben und von dort weiter an den Spieler links usw. Es geht dabei nicht um Tempo, sondern um genaues Spüren. Wer merkt, wenn der eigene Stein wieder ankommt?

Material: Je TN ein Kieselstein.

KOPFTRAINING ZU FUSS

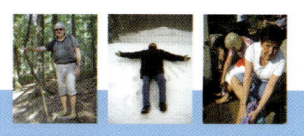

Viel und hoch

Die Übung findet am Platz statt. Es geht um Geschicklichkeit, Strategie und Kooperation.

Die TN bilden zwei Mannschaften. Es gibt eine Zeitvorgabe, zum Beispiel 10 Minuten. Beide Mannschaften besorgen sich zunächst aus der Umgebung Steine. Daraus gilt es, einen Turm zu bauen. Bedingung ist, dass er hoch wird und gleichzeitig möglichst viele Steine verarbeitet sind. Es kommt also auf ein ausgewogenes Verhältnis der Steingröße und auf die Reihenfolge ihrer Platzierung an. Wer wird Steinmengen- und wer Höhensieger?

Material: Steine.

Turmbau

Das Spiel findet am Platz statt. Es geht um Geschicklichkeit.
Die TN sammeln in der Umgebung Steine. Daraus bauen sie gemeinsam einen möglichst hohen Turm, indem reihum immer ein Spieler einen Stein nachlegt. Dabei gilt es, die Reihenfolge der zu verbauenden Steine geschickt zu wählen, damit der Turm hoch wird. Bei wem stürzt er schließlich um?

Material: Steine.

3.2.9 Blütenpracht

Für alle Touren, die sich mit wild wachsenden Blumen und Blüten beschäftigen, ist es ratsam, ein Bestimmungsbuch mitzunehmen.

Sortenkreuzung

Die Übung findet am Platz statt. Es geht um die Informations-Verarbeitungs-Geschwindigkeit.

Alle TN stellen sich vor, sie seien selbst eine Blüte. Dazu erhält jeder eine Papierserviette, die sichtbar vor dem Körper gehalten wird. Die blauen, roten, grünen und gelben Blüten gehen in einem begrenzten Bereich zügig durcheinander. Als Bewegungsbegleitung singen sie ein Wanderlied. Die GL hält im Wechsel immer wieder zwei farbige Servietten hoch. Nimmt sie zum Beispiel Rot und Grün, dann sollen die TN mit diesen beiden Farben ihre Sorten kreuzen, indem sie ihre Servietten schnell tauschen. Zeigt sie Blau und Gelb, dann sind diese Spieler an der Reihe, ihre Servietten miteinander zu wechseln. Es wird nicht gesprochen. Alle TN müssen die GL beim Gehen im Blick behalten.

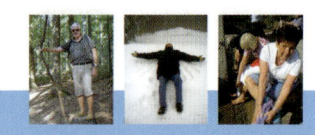

Material: Einfarbige Papierservietten, möglichst vier Farben in jeweils etwa gleicher Anzahl.

Anmerkung: Die gebrauchten Papierservietten zum Entsorgen wieder mit nach Hause nehmen!

Farbenvielfalt

Die Übung findet an einem großen Blumenbeet statt. Es geht um visuelle Wahrnehmung und um Informationsverarbeitung.
   Die TN betrachten das Beet und zählen,
- wie viele unterschiedliche Farben zu sehen sind;
- wie viele Blumenarten – unterschiedliche Farben einer Sorte zählen nur als eine Art – vorhanden sind.

Falls Schilder mit Bezeichnungen der Pflanzenarten vorhanden sind:
- Wie viele Schilder gibt es?
- Wie viele Bezeichnungen enthalten kein „a"?
- usw.

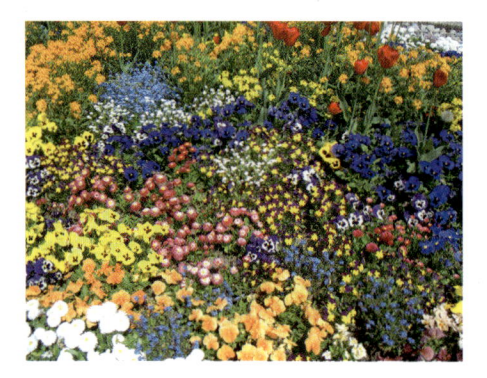

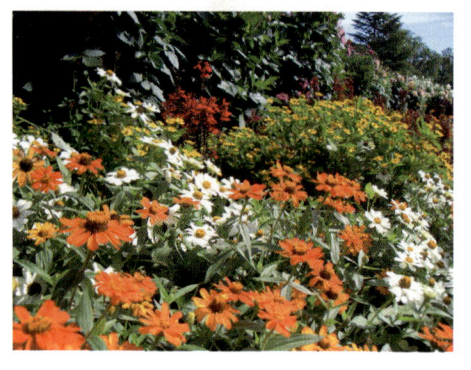

Material: Ein Blumenbeet.

KOPFTRAINING ZU FUSS

Meine Blume

Die Übung findet an einem großen Blumenbeet statt. Es geht um visuelle Wahrnehmung, Wortfindung und um Informationsverarbeitung.

Die TN stehen an einem Blumenbeet mit vielen verschiedenen Arten. Sie betrachten die Blumen eingehend, fassen vorsichtig einige Blätter und Stiele an, riechen an den Blüten. Dabei sucht sich jeder eine Blume aus. Diese beschreibt er mit Worten den anderen TN. Können sie ihre Blume so gut beschreiben, dass die Gruppe die richtige errät?

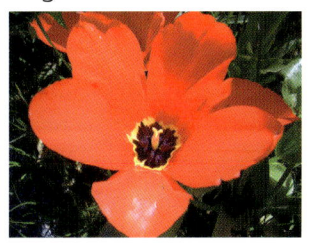

Material: Keines.

Betörende Düfte

Die Übung findet unterwegs statt. Es geht um olfaktorische (das Riechen) und taktile (das Tasten) Wahrnehmung.

Die TN erhalten gleich zu Beginn der Tour den Auftrag, ihre Nase immer wieder in die Blüten am Wegesrand zu stecken. Was duftet wie? Zusätzlich sollen – wenn dabei keine intakten Blüten zerstört werden! – Blütenblätter zwischen den Fingern gerieben und betastet werden. Wie fühlen sie sich an?

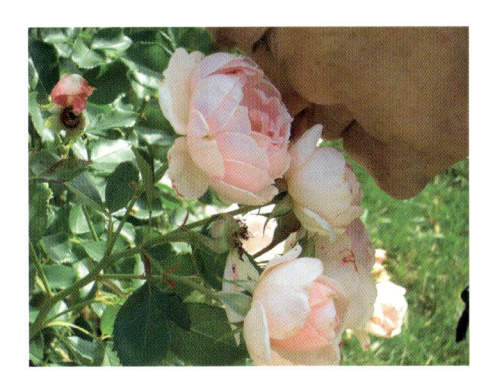

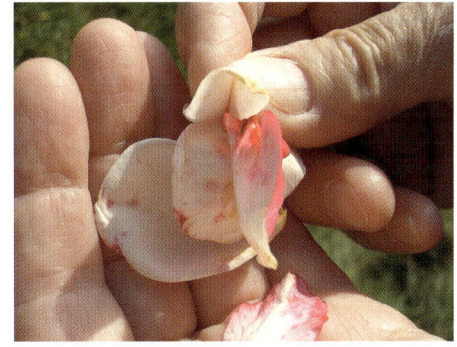

Material: Blumen und Blüten am Wegesrand.

BRAINWALKING

Verduften

Die Übung findet in der Fortbewegung statt. Es geht um Wortfindung, um das Arbeitsgedächtnis und um Kreativität.

Die TN suchen Begriffe und Redensarten, die sich mit dem Riechen beschäftigen. Jede wird in ihrer Bedeutung besprochen und dann einzeln auf einem Zettel notiert, zum Beispiel: verduften, Lunte riechen, von etwas Wind bekommen, Geld stinkt nicht, die Nase voll haben, etwas stinkt zum Himmel usw.

Sind genügend Redewendungen zusammengekommen, werden die Zettel beim nächsten Stopp eingesammelt und gemischt. Die TN bilden Paare, die jeweils einen Zettel ziehen. Die darauf stehende Redewendung soll das Team pantomimisch darstellen. Die anderen raten, um welchen Ausdruck es sich handelt.

Material: Zettel und Stifte.

Vier, fünf, sechs, sieben

Das Spiel findet in der Fortbewegung statt. Es geht um das Arbeitsgedächtnis und um Wortfindung.

Die TN bilden immer wieder neue Wortreihen. Dabei soll Blühendes gefunden werden mit stetig steigender Buchstabenzahl – vier, fünf, sechs, sieben Buchstaben. Ist eine Wortreihe vollständig, wird die nächste begonnen.

Beispiel: Iris (4) – Nelke (5) – Lupine (6) – Anemone (7).

Material: Keines.

Baumblüte

Die Übung findet in der Fortbewegung statt, am besten während der Baumblüte. Es geht um die Merkspanne.

Die TN bilden Paare. A nennt eine beliebige Folge von blühenden Bäumen mit fünf Elementen, etwa im Sekundentakt: Kirsche – Apfel – Pfirsich – Kastanie – Mandelbaum. B wiederholt sofort anschließend die Folge und nennt dann selbst eine andere Reihenfolge.

Material: Keines.

KOPFTRAINING ZU FUSS

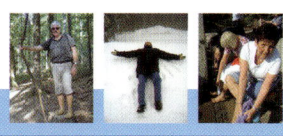

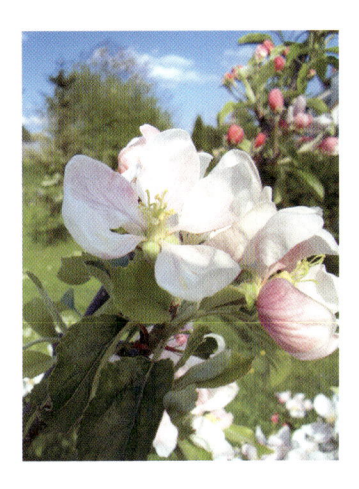

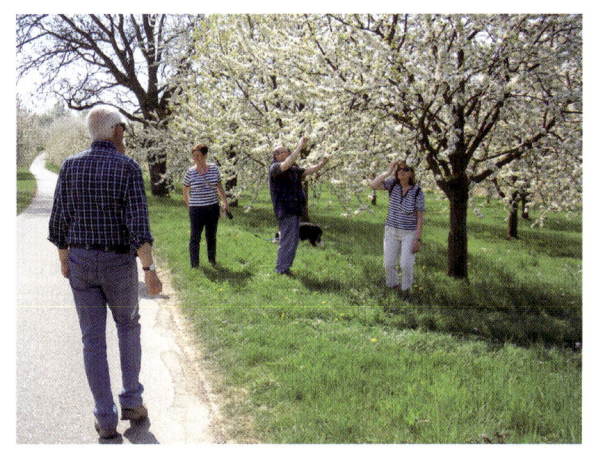

Bunter Blumenstrauß

Die Übung findet in der Fortbewegung statt. Es geht um das Arbeitsgedächtnis, um Wortfindung und um das Gedächtnis.

Die TN gehen in Kleingruppen. Auf dem Weg binden sie einen symbolischen Blumenstrauß. Dazu nennt ein TN eine erste Blume: Mein Blumenstrauß enthält eine Primel. Der zweite TN wiederholt (wie beim bekannten Spiel „Kofferpacken") die erste Nennung und fügt anschließend eine eigene Blume hinzu: Mein Blumenstrauß enthält eine Primel und eine Tulpe. Der nächste TN geht nach dem gleichen Muster vor und ergänzt wieder eine Blume: Mein Blumenstrauß enthält eine Primel, eine Tulpe und eine Osterglocke usw.

Material: Keines.

3.2.10 Blätter und Nadeln

Blattsorten

Bei dem Spiel geht es um visuelle Wahrnehmung und um die Informationsverarbeitungs-Geschwindigkeit. Es findet bei einem Stopp statt.

Von einem beliebigen Ausgangspunkt im Grünen schwärmen alle TN aus. Sie haben den Auftrag in einem vorgegebenen Zeitraum, zum Beispiel zwei Minuten, möglichst viele verschiedene Blattsorten zu sammeln. Zurück am Ausgangs-

BRAINWALKING

punkt, wird – zunächst einzeln – sortiert und gezählt. Wer hat die meisten Blattarten entdeckt?

In der nächsten Spielphase nehmen alle ihre gesammelten Blätter wieder zusammen. Nun beginnt das gemeinsame Ordnen. Möglichst zügig sollen alle ihre Blätter loswerden, indem sie sie auf die entsprechenden Stapel legen. Auf jedem Stapel dürfen nur Blätter mit gleicher Form abgelegt werden. Alle Stapel müssen unterschiedlich sein.

Sind alle Blätter verteilt, kann bei Bedarf noch überlegt werden, um welches Blatt bzw. welche Baumarten es sich handelt. Dabei leistet ein Bestimmungsbuch gute Dienste.

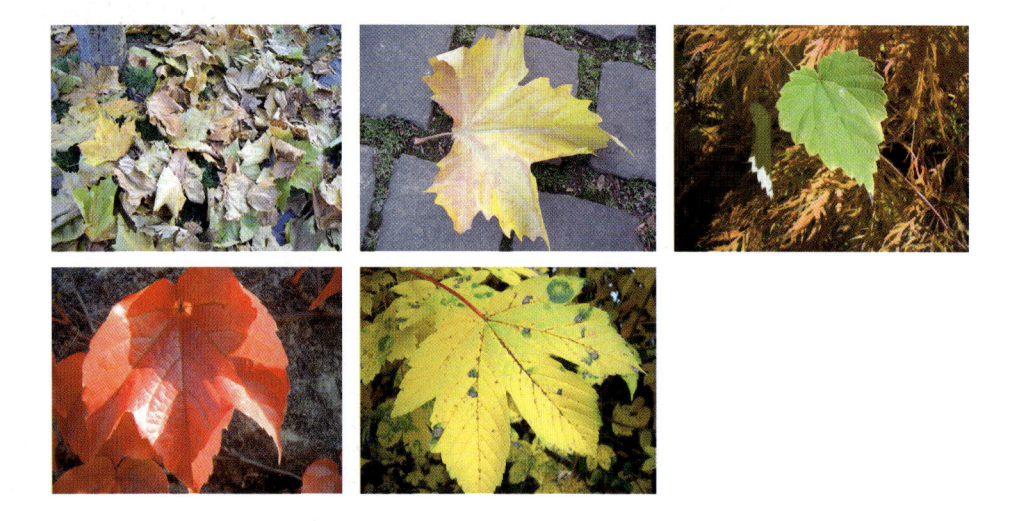

Material: Keines, eventuell Beutel zum Blättersammeln und ein Bestimmungsbuch.

Unheimliches Fluginsekt

Das Spiel findet am Platz statt. Es geht um die Informations-Verarbeitungs-Geschwindigkeit und um die geteilte Aufmerksamkeit.

Aus vorhandenem Naturmaterial wird ein unheimliches Flugobjekt gebastelt. Dazu wird zum Beispiel ein etwa handgroßes Rindenstück mit großen Blättern umwickelt, die mit einigen reißfesten Grashalmen festgeknotet werden. Das und ein Ball kommen beim Spiel zum Einsatz. Das unheimliche Fluginsekt ist niemand so ganz geheuer. Deshalb wird es immer möglichst schnell wieder abgegeben, das heißt, zu einem beliebigen anderen Spieler geworfen. Zeitgleich wandert der Ball im Kreis herum, wird reihum im Uhrzeigersinn weitergegeben.

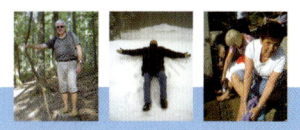

Material: Naturmaterial, ein oder zwei Bälle.

Variation: Kommt die Gruppe mit der Aufgabe gut zurecht, kann zeitgleich ein zweiter Ball entgegen der Uhrzeigerrichtung mit den Füßen reihum weitergegeben werden.

Blatttablett

Das Spiel findet am Platz statt. Es geht um Geschicklichkeit.

Ein Stück Baumrinde oder ein beliebiger flacher Gegenstand aus der Natur, der als Tablett dienen kann, wird gesucht. Ersatzweise eignet sich auch ein laminiertes Plakat, das die GL zur Erläuterung theoretischer Zusammenhänge dabeihat.

Die Gruppe teilt sich in zwei Mannschaften, die nacheinander ihre Geschicklichkeit beweisen sollen. 3-4 Hände voll Laub werden auf das Tablett gehäuft. Dieses soll dann eine Minute lang (bei größeren Gruppen länger) mit einem Arm in Hochhalte auf der Handfläche balanciert und von einem zum anderen TN weitergegeben werden. Alle müssen das Tablett mindestens 1 x auf der Hand gehabt haben. Niemand darf bei diesem Balanceakt am Platz stehen bleiben. Die Mannschaftsmitglieder gehen umher. Und natürlich sollen die Blätter möglichst alle auf dem Tablett bleiben. Welche Mannschaft verliert in der vorgegebenen Zeit die wenigsten Blätter?

Material: Ein „Tablett".

Anmerkung: Das Spiel funktioniert nur bei trockenem und windstillem Wetter.

Blätter-Sudoku

Das Spiel findet am Platz statt. Es geht um logisches Denken.

Die TN bilden Kleingruppen von je 3-4 Personen. Jede Gruppe sucht sich zunächst 16 Blätter als Spielmaterial, davon 4 x 4 gleiche. Das können vier rote, vier gelbe, vier grüne und vier braune sein. Alternativ sind vier Buchen-, vier Eichen-, vier Ahorn- und vier Birkenblätter möglich. Anschließend zeichnet sich jede Gruppe ein Vierer-Sudoku mit einem schreibenden Stein auf den Asphalt oder mit einem Stock auf den Wald- oder Lehmboden. Dazu wird ein Quadrat in 4 x 4, also 16, Felder aufgeteilt. Gespielt wird nach den gewöhnlichen Sudoku-Regeln, aber mit Blättern statt mit Zahlen. Das heißt, jede Blattfarbe oder Blattsorte darf in jeder Reihe, in jeder Spalte und in jedem Quadrat nur 1 x vorkommen.

BRAINWALKING

Ein Spieler beginnt und gibt die ersten vier Blätter vor, setzt vier unterschiedliche Blätter in beliebige Kästchen. Die anderen ergänzen jeweils ein Blatt nach den Regeln. Das Spiel ist beendet, wenn entweder das Quadrat vollständig ausgefüllt oder keine regelkonforme Ergänzung mehr möglich ist.

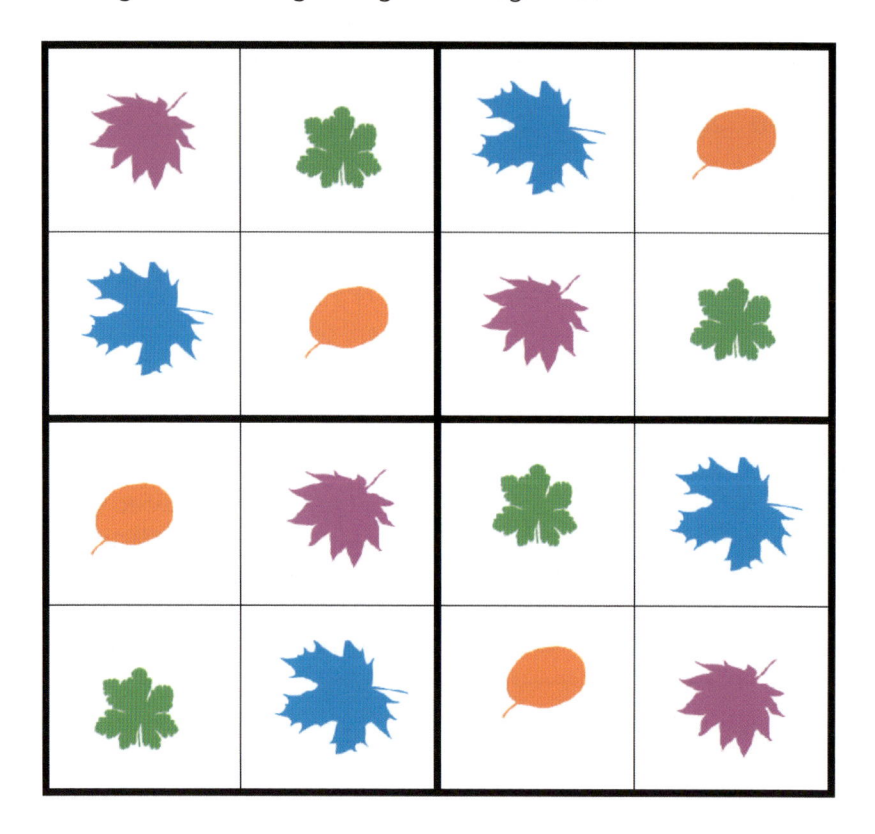

Material: Blätter.

Farbpalette

Die Übung findet am Platz statt. Es geht um visuelle Wahrnehmung.

Die TN suchen viele Blätter in unterschiedlichen Farben und Schattierungen und werfen sie auf einen Haufen in ihrer Mitte. Anschließend wird gemeinsam sortiert. Dabei soll eine Farbpalette gebildet werden, die die Nuancen in eine harmonische Folge bringt.

Material: Blätter.

KOPFTRAINING ZU FUSS

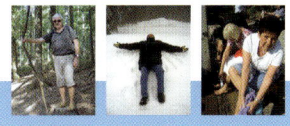

3.2.11 Wasser

Assoziationsalphabet

Die Übung findet in der Fortbewegung statt. Es geht um das Arbeitsgedächtnis und um Wortfindung.

Die TN bilden allein, zu Paaren oder in Kleingruppen ein Assoziationsalphabet unter der Fragestellung: „Wie kann Wasser sein?": aktivierend, belebend, chlorhaltig, durchsichtig usw.

Material: Keines.

Wasserorgel

Das Spiel findet am Platz statt. Es geht um die akustische und taktile Wahrnehmung sowie um die Merkspanne.

Die TN befüllen mehrere Glasflaschen mit unterschiedlichen Mengen Wasser. Dann werden die Flaschen mit einer Schnur in einem Baum aufgehängt. Werden sie nun mit einem harten Stock angeschlagen, erklingt eine Melodie. Durch das Hinzufügen oder Abgießen von Wasser können sehr musikalische TN sogar eine Tonleiter erzeugen. Ein TN gibt eine Melodie vor. Die anderen versuchen, sie nachzuspielen.

Material: Leere Flaschen, Schnur zum Aufhängen.

Wasser in der Natur (Wortsammlung)

Die Übung findet in der Fortbewegung statt. Es geht um Wortfindung und um das Arbeitsgedächtnis und das Gedächtnis.

Die TN überlegen gemeinsam, in welchen Formen Wasser in der Natur vorkommt: Bach, Fluss, See, Meer, Quelle, Wasserfall, Regen, Tau, Schnee, Nebel, Pfütze usw. Alle zählen mit und versuchen, sich die genannten Begriffe zu merken. Am Ende der Tour werden die Wörter noch einmal zusammengetragen und aufgeschrieben. Stimmt die Anzahl?

Material: Papier und Stifte.

BRAINWALKING

Wörter erklären

Die Übung findet in der Fortbewegung statt. Es geht um Fantasie und Wortfindung.

Die TN ziehen jeder ein Wortkärtchen. Die Begriffe darauf drehen sich alle um das Thema Wasser, zum Beispiel: Eis, baden, trinken usw. Jeder überlegt sich zum eigenen Wort eine Erklärung, bei der zu jedem Buchstaben des Wortes ein Wort zu bilden ist. Beispiele:

Eis ⇨ **e**rfrischend **i**m **S**ommer.
Baden ⇨ **b**esonders **a**m **D**onnerstag **e**ine **N**otwendigkeit.

Material: Keines.

Storch im Salat

Die Übung findet an einer Wasserstelle – einem Kneippbecken oder einem seichten natürlichen Gewässer statt. Es geht um die taktile Wahrnehmung.

Die TN gehen barfuß durch das Wasser, spüren die (meist sehr kalte!) Temperatur und den Untergrund, horchen auf die Geräusche, die sie beim Gehen im Wasser produzieren. Sie vergleichen bei mehreren Durchgängen – mit Pausen dazwischen – die Unterschiede zwischen verschiedenen Gangarten – wie ein Storch im Salat, mit schnellen, stampfenden Schritten oder langsam, die gestreckten Beine durchs Wasser ziehend.

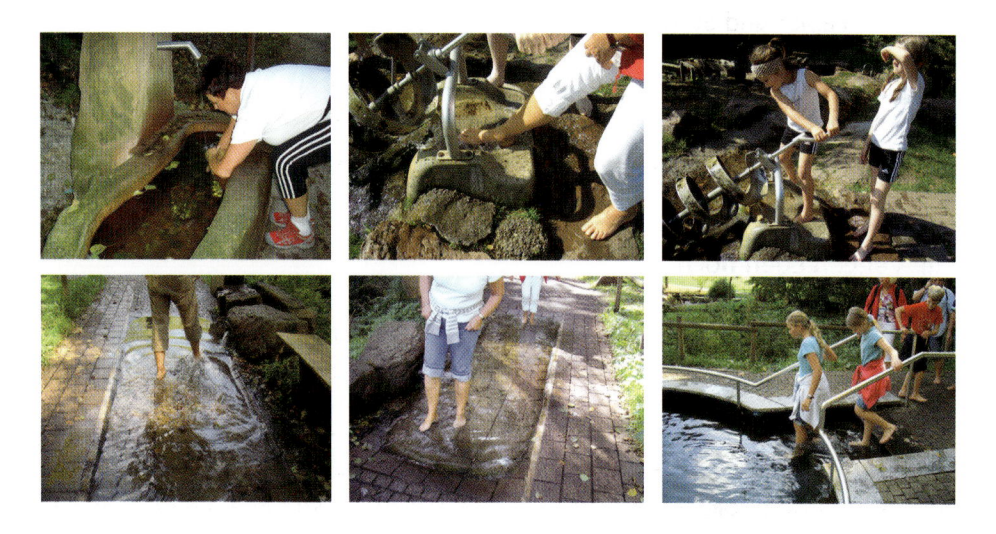

KOPFTRAINING ZU FUSS

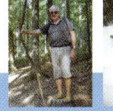

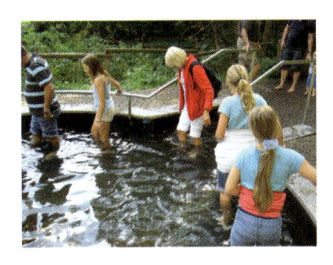

Material: Wasserstelle, eventuell Handtücher.

Variation: Vorhandene Brunnen oder spezielle Armbecken werden für kalte Armbäder genutzt.

3.2.12 Tierische Tour

Tiere unterwegs

Die Übung findet unterwegs statt. Es geht um die Wahrnehmung und um das Gedächtnis.

Die TN erhalten gleich zu Beginn der Tour die Information, dass sie unterwegs auf Tiere achten sollen. Am Ende der Tour schreibt jeder auf, was ihm noch in Erinnerung ist: der Dackel, der angeleint entgegenkam; die Wasserschildkröte im Teich; der Specht, der nur zu hören und nicht zu sehen war; der exotische Käfer, den beinahe jemand zertreten hätte; das Eichhörnchen, das schnell auf einen Baum geflüchtet ist; der vertrocknete Feuersalamander auf dem Weg ... Zum Schluss tauschen sich die TN darüber aus, welche Tiere sie wann wo gesehen oder gehört und sich gemerkt haben.

Material: Papier und Stifte.

Anmerkung: Für diese Übung ist ein Bestimmungsbuch hilfreich. Werden Tiere beobachtet, die den TN unbekannt sind, wird darüber gesprochen, miteinander überlegt und nach Möglichkeit die Lösung im Buch gefunden.

Alle Vögel fliegen hoch

Das Spiel findet am Platz statt. Es geht um die Informations-Verarbeitungs-Geschwindigkeit.

Die Gruppe steht im Kreis. Ein Spieler beginnt als Ansager. Der Ansager sagt: „Alle Vögel fliegen hoch: Alle ... Amseln fliegen hoch!" Bei jedem flugfähigen Lebewesen bzw. Gegenstand heben die anderen jeweils die Arme. Bei allem, was nicht fliegen kann, bleiben die Arme unten. Wer trotzdem die Arme hebt, scheidet aus. Ist die Hälfte der Gruppe ausgeschieden, ist das Spiel beendet. Alternativ kann auch mit Pfändern gespielt werden.

Beispiel: Alle Flugzeuge fliegen hoch ⇨ Arme hoch. Alle Wale fliegen hoch ⇨ Arme bleiben unten.

Material: Keines.

Tierpaare

Das Spiel findet in der Fortbewegung statt. Es geht um das Arbeitsgedächtnis, um Kommunikation und um das Gedächtnis.

Es kommen so viele Memory-Kärtchen mit Tiermotiven zum Einsatz, wie TN vorhanden sind. Bei ungerader TN-Zahl spielt die GL mit. Die Kärtchen liegen gemischt und verdeckt aus, und jeder nimmt sich eins. Jeder darf nur das eigene Bild betrachten, nicht die Motive der Anderen. Unterwegs gilt es, herauszufinden, wer das Gegenstück zum eigenen Bild besitzt. Dazu dürfen Fragen an alle TN Fragen gestellt werden, die wahrheitsgemäß, aber nur mit Ja oder Nein, beantwortet werden müssen, natürlich ohne das abgebildete Tier direkt zu verraten. Also zum Beispiel: „Hat dein Tier Fell? Ist dein Tier Vegetarier? Kann dein Tier fliegen?" usw. An jede Person dürfen nur zwei Fragen nacheinander gestellt werden. Dann muss ein neuer Gesprächspartner gesucht werden. Hat sich ein Paar gefunden, trägt es die Bilder sichtbar vor sich her und scheidet damit für die anderen als mögliches Pendant aus.

Material: Tier-Memory-Kärtchen mit klar erkennbaren und allgemein bekannten Tieren.

Tiere raten

Das Spiel findet in der Fortbewegung statt. Es geht um das Arbeitsgedächtnis und um Wortfindung.

Die TN bilden Paare. A denkt sich ein beliebiges, aber allgemein bekanntes Tier aus, das B erraten soll. Als Information gibt A an B jeden zweiten Buchstaben, zum Beispiele: _ F _ E ... zu erraten ist der AFFE. _ L _ F _ N _ ⇨ ELEFANT. Ist das Tier erraten, wird gewechselt, und B denkt sich eines aus.

Einfacher ist es, wenn nicht mit dem zweiten, sondern mit dem ersten Buchstaben begonnen wird.

Material: Keines.

KOPFTRAINING ZU FUSS

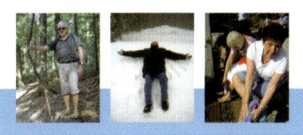

Tierlaute (Wortsammlung)

Die Übung findet in der Fortbewegung statt. Es geht um Wortfindung, später auch um Kreativität und um die Merkspanne.

Gemeinsam überlegen die TN unterwegs, welche Laute Tiere von sich geben: bellen, miauen, wiehern, summen ...

In einer zweiten Phase, wenn viele Möglichkeiten gefunden wurden, wird reihum immer ein Spieler zum Tierstimmenimitator. Er gibt pro Sekunde einen Tierlaut von sich, zum Beispiel bellen – wiehern – brummen – grunzen – summen, insgesamt fünf Laute. Die anderen wiederholen sofort anschließend die Folge.

Material: Keines.

Tierkarawane

Die Übung findet am Platz statt. Es geht ums Gedächtnis.

Die Gruppe steht im Kreis. Die TN werfen sich kreuz und quer ein Wollknäuel oder ein dünnes, aufgerolltes Seil zu. Wer fängt, nennt ein beliebiges Tier, hält mit einer Hand ein Stück Seil fest und wirft mit der anderen zu einem anderen TN, der nach dem Fangen ebenfalls ein Tier nennt und dann weiterwirft. So wird die Runde fortgesetzt, bis alle mindestens ein Stück vom Seil haben. Alle Spieler merken sich, wer welches Tier genannt hat. Mit der Nennung wird das Tier aufgenommen in die Karawane, die mit dem Seil verbunden ist. Am Ende wird noch einmal kontrolliert, ob alle genannten Tiere mitgekommen sind. Das heißt, das Seil wird rückwärts wieder aufgerollt. Dazu muss jeweils zuerst das richtige Tier genannt und dann das Seil dem nächsten Spieler zugeworfen werden. Mit vereinten Kräften bringt die Gruppe wieder alle Tiere zusammen, oder?

Material: Ein dickes Wollknäuel oder ein dünnes, aufgerolltes Seil.

Tierversteck

Die Übung findet in der Fortbewegung statt. Es geht um Wortfindung.

Unterwegs wird gemeinsam überlegt, welche Wörter Tiere enthalten, zum Beispiel: **schwan**ger, **S**c**hund**, w**elch**es, **Ti**sch**wein** usw. Die Wörter werden gesammelt, bei Bedarf am Ende aufgeschrieben, um die vielen Ideen noch einmal vor Augen zu führen.

Material: Keines, eventuell Papier und Stifte.

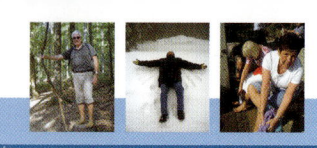

3.2.13 Kräht der Hahn auf dem Mist, ...

Das eigene Dorf neu entdecken und verborgene Winkel finden oder eine fremde Umgebung erkunden – beides ist möglich. Ähnliche Spiele und Übungen lassen sich in einem Stadtteil durchführen.

Wo steht dieses Haus?

Das Spiel findet in der Fortbewegung statt. Es geht um visuelle Wahrnehmung und um die Informationsverarbeitung und um Strategie.

Die TN bilden Kleingruppen von je 3-4 Personen. Jede Gruppe erhält einen gleichen Stapel von Fotokarten mit Abbildungen verschiedener Gebäude und einen Ortsplan mit eingezeichnetem Suchgebiet. Diese Häuser sollen auf einer Tour durchs Dorf gefunden werden. Zum Beweis, dass die Gruppe dort war, sollten Straße und Hausnummer, Namen der Bewohner oder Ähnliches notiert werden. Je nach Bekanntheitsgrad für die TN können entweder komplette Gebäude oder nur Teile davon abgebildet werden.

Nach einer festgelegten Zeit kommen die TN wieder zusammen und tauschen ihre Ergebnisse und Erfahrungen aus.

Material: Fotokarten mit Abbildungen von Gebäuden (mit Digitalfotos selbst zu erstellen; in Kurorten aus Gastgeberverzeichnissen zu entnehmen), je Gruppe Papier und Stifte.

Passende Silbenzahl

Die Übung findet in der Fortbewegung statt. Die Aufgabe sollte zu Beginn der Tour gegeben werden, damit die TN unterwegs überlegen können. Es geht um Wortfindung und um das Arbeitsgedächtnis.

Die TN erhalten jeder ein Blatt mit einem Raster. Dort tragen sie unterwegs zu vorgegebenen Themen Wörter mit passender Silbenzahl ein. Wer schafft es, den Zettel vollständig auszufüllen? Am Ende der Tour wird verglichen.

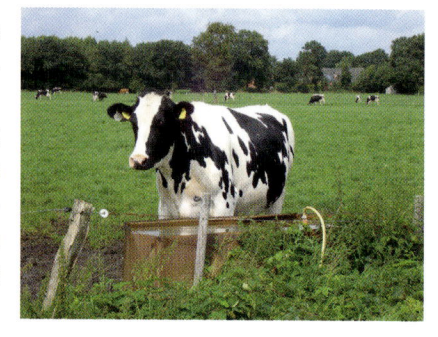

KOPFTRAINING ZU FUSS

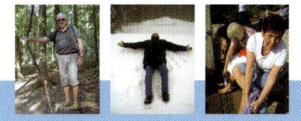

Beispiel:

Im Dorf	Eine Silbe	Zwei Silben	Drei Silben	Vier Silben
Menschen		Bau-er		
Tiere	Schwein			
Gebäude	Stall	Kirch-turm		
Atmosphäre				

Material: Je TN ein Arbeitsblatt, Stifte.

Infojagd

Das Spiel findet in der Fortbewegung statt. Es geht um das Kennenlernen der Umgebung, um das Sammeln von Informationen und um die Strategiebildung. Weitere Schwerpunkte sind abhängig von der konkreten Aufgabenstellung.

Die TN bilden Mannschaften. Jede Mannschaft erhält einen Aufgabenzettel und eine Zeitvorgabe, zum Beispiel eine Stunde. Nach Ablauf dieser Zeit müssen sich alle wieder am Ausgangspunkt einfinden, unabhängig davon, ob sie alle Fragen beantwortet haben.

Die Aufgaben können zum Beispiel lauten:
- Wie heißt der Bürgermeister?
- Welche Hausnummer hat die Metzgerei?
- Wann fährt der letzte Bus in die Stadt?
- Wie heißen die Blumen, die neben dem Dorfbrunnen blühen?
- Welche Vereine gibt es? usw.

Material: Je Mannschaft ein Aufgabenzettel und ein Stift.

Anmerkung: Die GL sollte die Antworten kennen. Das heißt, bei Wiederverwendung des Aufgabenzettels vor dem Einsatz überprüfen, ob Fragen und Antworten noch aktuell sind!

Stichworträtsel

Das Spiel findet am Platz statt. Es geht um Kreativität, Wortfindung, assoziatives Denken.

BRAINWALKING

Die TN überlegen sich einzeln oder zu zweit jeweils fünf Stichworträtsel, die sie später den übrigen TN stellen. Dabei sollen Begriffe zum Thema „Dorf" ausgewählt und mit jeweils vier Wörtern beschrieben werden.
Beispiele:
braun – Erde – Furchen – Landwirtschaft   *Acker*
Tier – essbar – Borsten – suhlen   *Schwein*
Je nach Gruppe können die Beschreibungen einfach oder schwierig gestaltet werden.

Nach der Ratephase können die Stichworträtsel zum Training der Merkspanne eingesetzt werden. Die TN sprechen sich gegenseitig im Sekundentakt eine Beschreibung samt Lösung, also fünf Begriffe, vor. Diese werden sofort anschließend nachgesprochen. Schwieriger wird es, wenn zwar fünf Begriffe vorgelesen, diese aber aus verschiedenen Rätseln zusammengestellt werden.

Material: Papier und Stifte.

Bauernhof

Das Spiel findet am Platz statt. Es geht um die Informations-Verarbeitungs-Geschwindigkeit.

Die TN stehen im Kreis. Zu Beginn werden nach und nach verschiedene Tiere präsentiert, die auf einem Bauernhof zu finden sind. Jedes Tier wird dargestellt von einer Haupt- und zwei Nebenpersonen, die auf ein Signal hin entsprechende Bewegungen ausführen. Ein TN steht jeweils in der Mitte und zeigt an, wer auf dem Bauernhof welches Tier darstellen soll. Dazu zeigt diese Person auf einen Spieler im Kreis, der sofort reagieren und die festgelegte Bewegung ausüben soll. Die beiden ihm benachbarten Spieler müssen mitreagieren, ohne dass sie ausdrücklich per Fingerzeig dazu aufgefordert werden. Sind sie zu langsam, lösen sie die Person in der Mitte ab.

Die Bewegungen der Tiere sollten gemeinsam festgelegt, die Anzahl der Tiere langsam gesteigert werden.
Beispiele:
Katze: Hauptperson – Buckel, Nebenpersonen Schnurrbart
Kuh: Hauptperson – mit dem Schwanz Fliegen vertreiben, Nebenpersonen Euter bilden
Pferd: Hauptperson – Mähne schütteln, Nebenpersonen mit den Hinterläufen ausschlagen usw.

Material: Keines.

KOPFTRAINING ZU FUSS

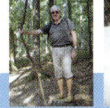

Gute Landluft

Die Übung findet unterwegs statt. Es geht um die olfaktorische Wahrnehmung (Riechen).

Die TN erhalten zu Beginn der Tour den Auftrag, auf unterschiedliche Gerüche in der Umgebung zu achten. Dabei sind nicht nur gute Düfte, sondern gelegentlich auch unangenehme Dünste wahrzunehmen. Am Ende der Tour wird zusammengetragen, welche Gerüche der Gruppe begegnet sind und wie intensiv die einzelnen Gerüche waren.

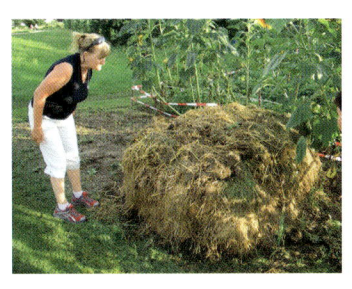

Material: Keines.

3.2.14 In den Rebbergen

Weinkenner behaupten, der Rebensaft ließe sich mit allen fünf Sinnen genießen:
- Das Hören: beim Entkorken der Flasche und dem perlenden Geräusch beim Füllen der Gläser.
- Das Sehen: beim prächtigen Farbenspiel von glänzendem Gold bis zu feurigem Rot.
- Das Riechen: beim Bukett, das aus dem gefüllten Glas in die Nase steigt und besonders bei dünnwandigen Gläsern die feine Blume entwickelt.
- Das Tasten: beim Ergreifen des Glases und beim Anstoßen.
- Das Schmecken: beim Trinken.

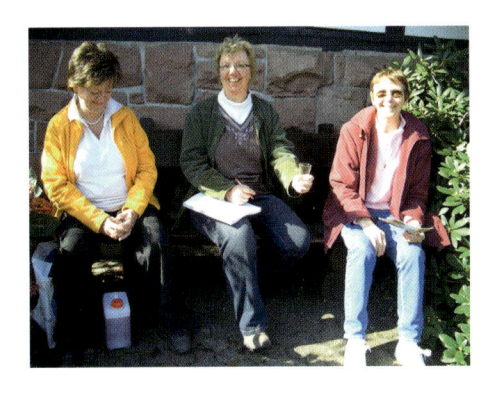

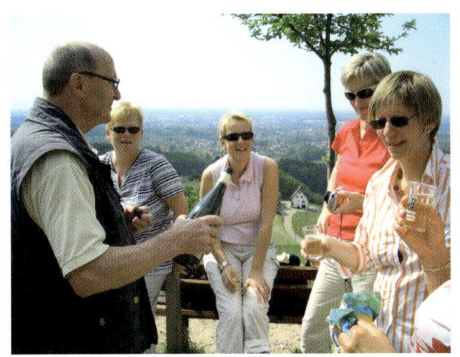

Beim Brainwalking kann das Erlebnis für die Sinne zwar anders ausfallen, aber bestimmt nicht weniger anregend.

BRAINWALKING

Blattparcours

Die Übung findet am Platz statt. Es geht um Geschicklichkeit.

Die TN legen einen Parcours aus Weinblättern. Dazu werden die Blätter etwa eine Schrittlänge voneinander entfernt und leicht rechts und links versetzt ausgelegt. Diesen Parcours versuchen alle zu passieren und dabei wirklich immer nur auf die Blätter zu treten:
- Einfach vorwärts gehen.
- Vorwärts gehen mit geschlossenen Augen, geführt von einem Partner mit offenen Augen, der Ansagen macht – vor, rück, rechts, links ...
- Vorwärts gehen und dabei etwas mit ausgestreckten Armen auf den Handflächen balancieren, zum Beispiel je ein Weinblatt.
- Rückwärts gehen usw.

Material: Weinblätter.

Reb-Wörter

Die Übung findet am Platz statt. Es geht um die Informations-Verarbeitungs-Geschwindigkeit.

Die TN bearbeiten jeder ein Übungsblatt. Dabei handelt es sich um einen beliebigen Text, der etwas mit Wein und Reben zu tun hat, zum Beispiel Kopien aus einem Prospekt oder ein Zeitungsartikel. In diesem Text markieren sie möglichst zügig alle die Wörter, die an beliebiger Stelle und in beliebiger Folge mindestens zwei der drei Buchstaben R, E, B enthalten.

Beispiel: Im Spätjahr **arbeiten** die **Winzer** in den **Weinbergen**.

Material: Je TN ein Arbeitsblatt und ein Stift.

Blattfolge

Die Übung findet am Platz statt. Es geht um die Merkspanne.

Die TN bilden Paare. Jedes Paar sammelt einen Stapel Weinblätter – rote, gelbe, grüne, braune, bunte, immer zwei möglichst ähnliche. Die Blattsätze werden geteilt. Dann legt A – unbeobachtet von B – eine Blattfolge von 5-6 Blättern aus. Nach entsprechendem Signal dreht B sich kurz um, betrachtet die Folge 5-6 Sekunden lang und legt dann aus dem anderen Blättersatz die Folge nach.

KOPFTRAINING ZU FUSS

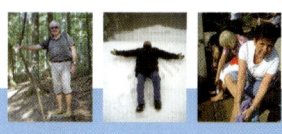

Anschließend wird verglichen mit der Vorlage. Danach ist Wechsel. Die Paare machen 5-6 Durchgänge.

Material: Verschiedenfarbige Weinblätter.

Weinprobe

Die Übung lässt sich nur durchführen, wenn die Trauben reif sind. Es geht um gustatorische Wahrnehmung (Schmecken).

Die TN zupfen an unterschiedlichen Reben immer mal eine Beere ab und probieren sie. Schmecken sie die Unterschiede zwischen den Sorten? Wie unterscheidet sich die Rieslingtraube vom grauen Burgunder?

Die GL hält eine Sammlung verschiedener Weinbeeren bereit und lässt am Ende die Rebsorten erraten.

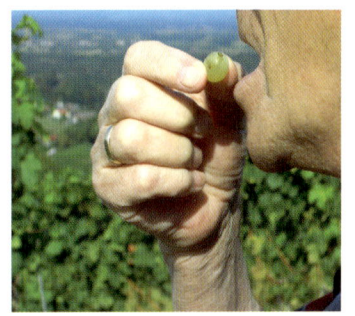

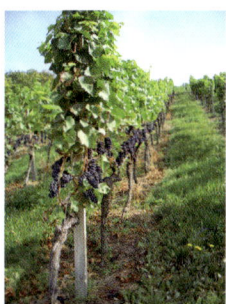

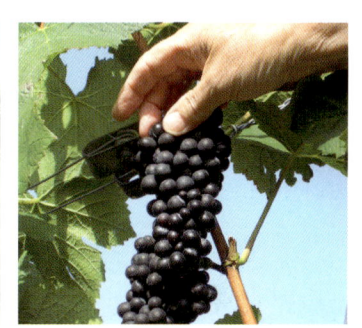

Material: Vorratsdose mit Beeren unterschiedlicher Rebsorten zum Probieren bzw. Erkennen.

Anmerkung: Zum Probieren nur einzelne Beeren abzwicken, nicht komplette Trauben abreißen. Das Einsammeln von Trauben in Tüten und Beuteln wäre Diebstahl! Stattdessen lieber zusätzlich eine Flasche Wein und ein paar Probiergläser mitnehmen oder vorher unterwegs deponieren und den fertigen Wein aus den jeweiligen Trauben zusätzlich verkosten.

Wörter bilden

Die Übung findet in der Fortbewegung statt. Es geht um Wortfindung und um das Arbeitsgedächtnis.

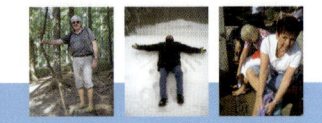

BRAINWALKING

Die TN stellen sich ein beliebiges Wort, zum Beispiel WEINPROBE, vor ihrem geistigen Auge vor. Nun gilt es, aus den Buchstaben des Wortes neue Wörter zu bilden. Die Buchstaben werden neu geordnet, um daraus neue Begriffe entstehen zu lassen. Dazu können alle oder nur ein Teil der Buchstaben verwendet werden. Das Hinzufügen weiterer Buchstaben ist nicht erlaubt. Jeder Buchstabe darf nur so oft verwendet werden, wie er im Ausgangswort vorkommt. Für jedes Wort stehen wieder neu alle Buchstaben des Ausgangsworts zur Verfügung. Sind zu einem Begriff viele neue Wörter gefunden, wird mit einem neuen Wort fortgesetzt.

Material: Keines.

Im Weinberg (Wortsammlung)

Die Übung findet in der Fortbewegung statt. Es geht um Wortfindung.
Während der Tour über die Rebwege sammeln die TN Wörter rund um den Weinberg: Rebe, Traube, Winzer usw. Werden dabei von einzelnen Weinkennern Begriffe genannt, die nicht allen bekannt sind, sollten diese erklärt werden.

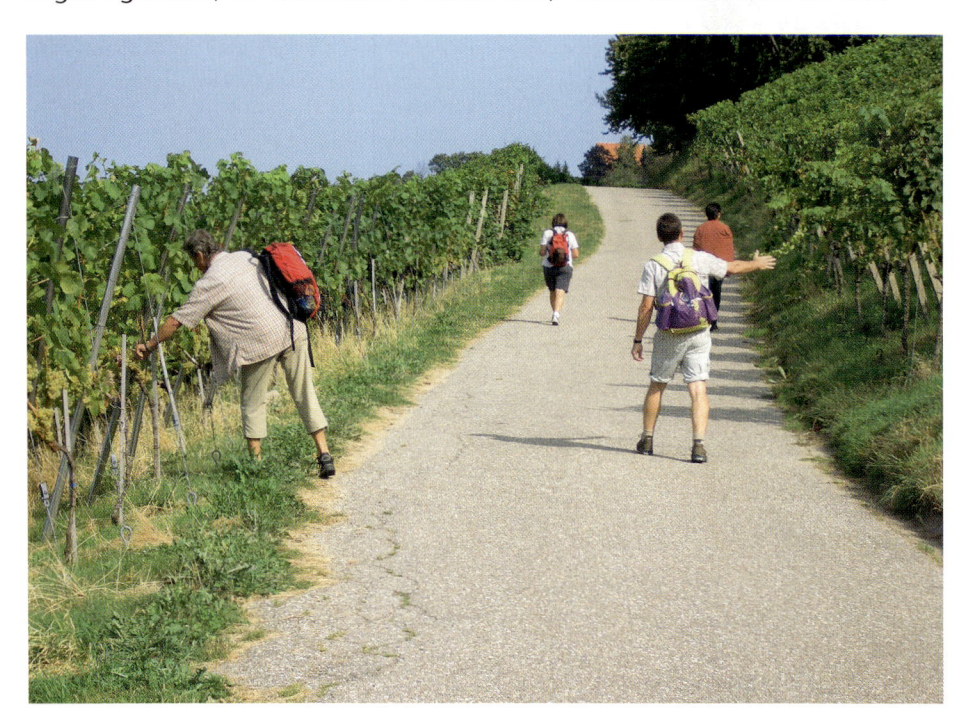

Material: Keines.

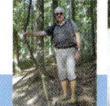

3.2.15 Schneeweiß

Mein Freund, der Baum

Die Übung findet am Platz statt. Es geht um Entspannung und um (Körper-) Wahrnehmung.

Die TN suchen sich jeder einen dicken Baum aus. Diesen umarmen sie mindestens eine Minute lang, zeitweise mit geschlossenen Augen. Danach blicken sie in unberührtes Weiß, eine Schneefläche. Was spüren sie? Wie fühlt sich die Rinde an? Wie ist die Temperatur der Rinde, wie die der Luft? Welchen Umfang hat der Baumstamm? usw.

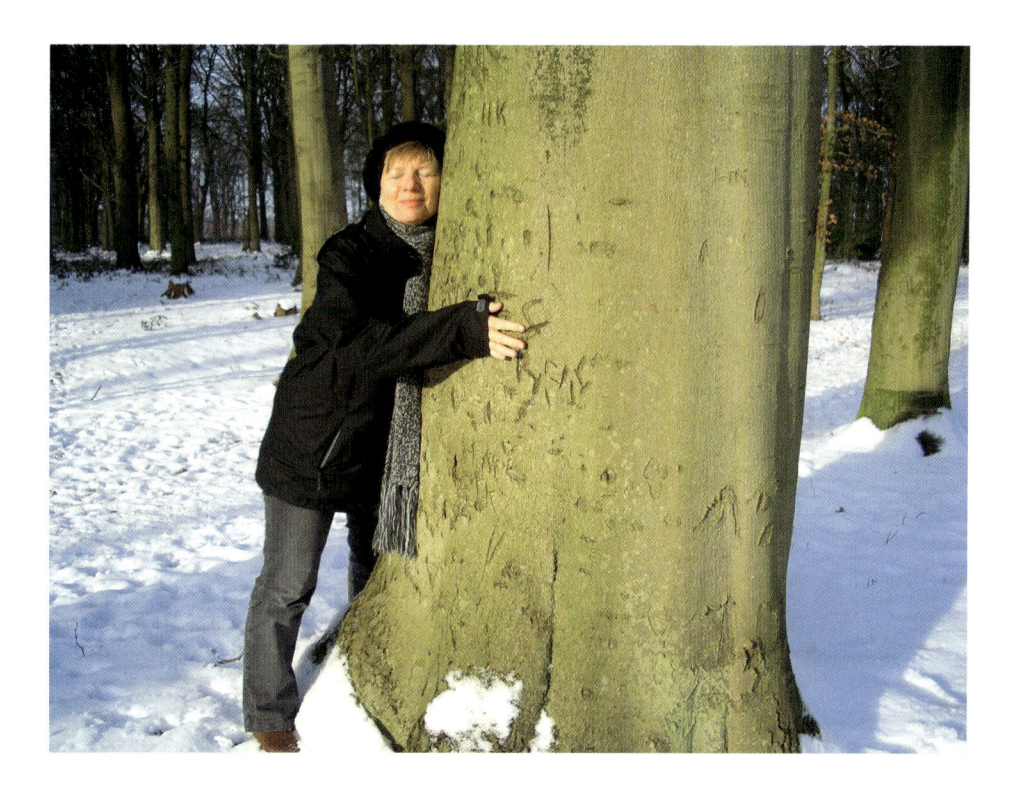

Material: **Keines.**

BRAINWALKING

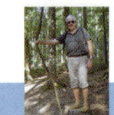

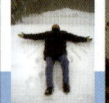

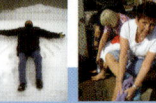

Unberührter Schnee

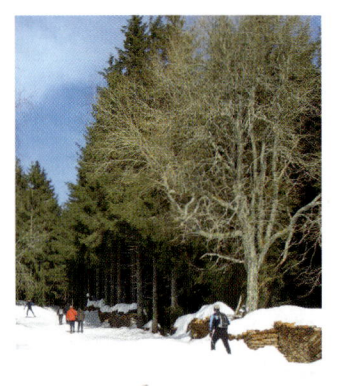

Die Übung findet am Platz statt. Es geht um Entspannung und um Wahrnehmung.

Von einem zentralen Punkt aus schwärmen die TN für einen festgelegten Zeitraum, zum Beispiel drei Minuten, aus und suchen sich jeder ein Stück unberührten Schnee. Sie stapfen hindurch und fühlen tief in sich hinein: Wie ist das Gefühl, als erster Mensch den unberührten Schnee zu betreten? Wie ist der Schnee – pulvrig, verharscht ...? Welche Geräusche machen die eigenen Schritte im Schnee? usw. Anschließend kommen alle wieder zusammen und berichten über ihre Erfahrungen.

Material: Keines.

Schneeengel

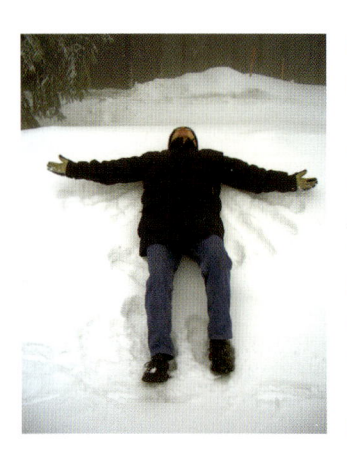

Die Übung findet am Platz statt. Es geht um Körperwahrnehmung.

Die TN suchen sich jeder eine kleine Fläche mit unberührtem Schnee (bei weniger mobilen TN möglichst am Hang, dann ist das anschließende Aufstehen einfacher!). Sie legen sich kurz in den Schnee, halten zunächst die Arme am Körper und bewegen sie mit einzelnen Abdrücken auf dem Weg in die Seithalte. Wieder aufgestanden, sieht jeder den Abdruck des eigenen Körpers als Schneeengel.

Material: Keines.

Gipfelsturm

Das Spiel findet am Platz statt. Es geht um taktile Wahrnehmung und um Strategie.

Die TN bilden zwei Mannschaften. Jedes Team versucht, in einer vorgegebenen Zeit, zum Beispiel drei Minuten, mit dem vorhandenen Schnee den höchsten Berg aufzutürmen. Auf den Gipfel wird ein Fähnchen aus Naturmaterial gesteckt.

KOPFTRAINING ZU FUSS

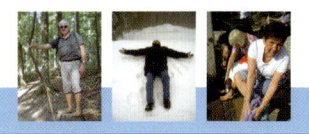

Material: Schnee.

Variation: Es geht nicht nur um die Höhe des Gipfels, sondern zusätzlich um die Stabilität des Bergs. Er muss am Ende ein Gruppenmitglied tragen können.

Alles, was weiß ist

Das Spiel findet am Platz statt. Es geht um die Informations-Verarbeitungs-Geschwindigkeit und um das Gedächtnis.

Die TN stehen im Kreis. Reihum nennen die TN im Uhrzeigersinn jeweils laut und deutlich einen beliebigen Begriff. Ist der Gegenstand gewöhnlich weiß, so wechseln alle TN schnell ihre Plätze. Bei allen anderen Farben oder wenn ein Begriff keiner Farbe klar zugeordnet werden kann, sagen schnell alle laut: „ooo-ohhh". Ist der Gegenstand schwarz, schütteln sie heftig den Kopf. Wer zu spät oder falsch reagiert, erhält einen Strafpunkt. Alle merken sich die bereits genannten Wörter gut, denn für einen wiederholt genannten Begriff gibt es einen Strafpunkt. Wer am Ende die wenigsten Strafpunkte hat, gewinnt.

Beispiel:
Meer ⇨ oooohhh; Brautkleid ⇨ Platzwechsel; Schornsteinfeger ⇨ Kopfschütteln.

Material: Keines.

Schnee-Sudoku

Die Übung findet am Platz statt. Es geht um logisches Denken.

Die TN bilden Kleingruppen zu je 3-4 Personen. Jede Gruppe zeichnet sich ein Vierer-Sudoku in den Schnee[5]. Dazu wird ein Quadrat in 4 x 4, also 16, Felder aufgeteilt. Gespielt wird nach den gewöhnlichen Sudoku-Regeln. Das heißt, jede Zahl von 1-4 darf in jeder Reihe, in jeder Spalte und in jedem Quadrat nur 1 x vorkommen.

Ein Spieler beginnt und gibt die ersten vier Zahlen vor, setzt die Ziffern 1-4 in beliebige Kästchen. Die anderen ergänzen jeweils eine Zahl nach den Regeln. Das Spiel ist beendet, wenn entweder das Quadrat vollständig ausgefüllt oder keine regelkonforme Ergänzung mehr möglich ist.

Material: Keines.

---

5 Siehe Grafik, S. 66

BRAINWALKING

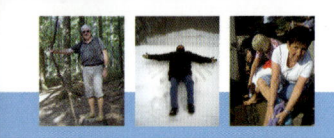

Eisskulpturen

Die Übung findet am Platz statt. Es geht um Fantasie.

Die Gruppe legt einen kurzen Stopp ein, sobald sie gefrorene Kunstwerke der Natur entdeckt. Eiszapfen, die von einem Dach herunterhängen, von der Kälte erstarrte Wasserbahnen an einem Bach oder ein Wasserfall können wahre Kunstwerke sein. Die TN stellen sich vor, sie wären von Menschen gestaltet und geben einzelnen Gebilden Titel, die sie sich gegenseitig vorstellen. Können die anderen die Titel nachvollziehen oder haben sie im gleichen Objekt ganz etwas anderes gesehen?

Material: Keines.

Spurensuche

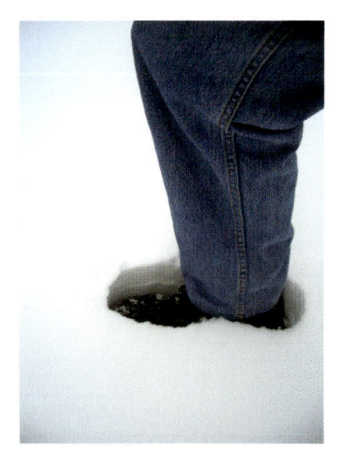

Die Übung findet am Platz in einem begrenzten Spielfeld statt. Es geht um Aufmerksamkeit und visuelle Wahrnehmung.

Die TN bilden Paare. Jeweils ein TN jedes Paars (A) bleibt außerhalb des Spielfelds stehen, während die anderen TN (B) durcheinander jeder eine beliebige kurze Route innerhalb des Spielfelds gehen. Dabei hinterlassen sie ihre Spuren. Haben sie ihren Weg beendet, kommen alle B-Spieler zum Einsatz. Sie versuchen, in dem Spurendurcheinander die Spur ihres Partners zu finden und zu verfolgen. Die A-Spieler stehen jetzt außerhalb und beobachten, ob die Streckenführung stimmt.

Material: Keines.

Schneeballschlacht

Das Spiel findet am Platz statt. Es geht um taktile Reize, um die Auge-Hand-Koordination und um Reaktion.

Die TN formen lockere Schneebälle und versuchen, sich in zwei Mannschaften gegenseitig abzutreffen.

KOPFTRAINING ZU FUSS

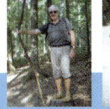

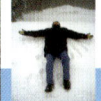

Mag die Gruppe es nicht, selbst von Schneebällen getroffen zu werden, können sich die Mannschaften einen dicken Baum als Ziel suchen und dort mit ihren Würfen von einer Startlinie aus Spuren hinterlassen. Welche Mannschaft erzielt die höchste Trefferquote?

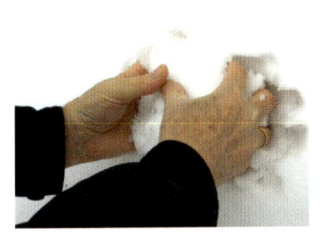

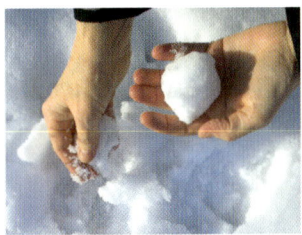

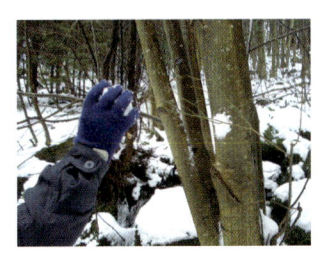

Material: Schnee.

Variation: Mit den Schneebällen werden einfache Motive an den Baum oder an eine Wand geworfen – ein Dreieck, ein Haus, ein Kreuz usw.

Mützen abwerfen

Das Spiel findet am Platz statt. Es geht um die Auge-Hand-Koordination und um Antizipation.

Die TN stehen im Pulk. Ein Spieler wirft eine Mütze hoch. Die anderen versuchen, diese mit Schneebällen zu treffen. Pro Treffer gibt es einen Punkt. Wer erringt die meisten Punkte?

Material: Eine Mütze, Schnee.

Schneekugel-Transport

Das Spiel findet am Platz statt. Es geht um Geschicklichkeit und Kooperation.

Die TN bilden Paare. Jedes Paar formt einen großen Schneeball und klemmt ihn sich zwischen die Hüften. Ohne die Hände zu benutzen, sollen alle Zweierteams den Schneeball zu einem vorher markierten Ziel befördern. Gewonnen hat das Paar, dessen Schneekugel am Ende noch am größten ist.

Material: Schnee.

BRAINWALKING

Wandelbarer Schneemann

Die Übung findet am Platz statt. Es geht um visuelle Wahrnehmung und um das Gedächtnis.

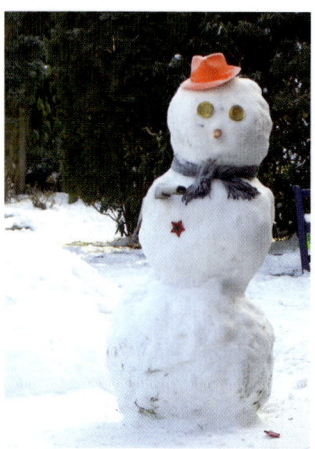

Die TN bauen einen Schneemann. Dieser wird mit Materialien aus der Natur oder aus dem Besitz der TN dekoriert. Alle betrachten den Schneemann intensiv. Dann nimmt reihum im Wechsel immer ein TN eine kleine Veränderung vor – andere Augen, neuer Knoten am Schal, veränderter Sitz des Hutes usw. – während die anderen sich abwenden und sich mit einer Kopfrechenaufgabe ablenken. So zählen zum Beispiel alle von 100 rückwärts, indem sie immer sieben abziehen – 100, 93, 86 usw. Auf ein Signal des Spielers, der am Zug ist, drehen sich alle um und versuchen, herauszufinden, was sich am Schneemann verändert hat.

Material: Naturmaterial zur Dekoration des Schneemanns.

Wörter mit Schnee (Wortsammlung)

Die Übung findet unterwegs statt. Es geht um Wortfindung und um das Arbeitsgedächtnis.

Gemeinsam überlegen die TN, welche Wörter sich mit SCHNEE am Anfang, in der Mitte oder am Ende bilden lassen: **Schnee**mann, Pulver**schnee**, Kunst**schnee**dekoration usw.

Material: Keines.

KOPFTRAINING ZU FUSS

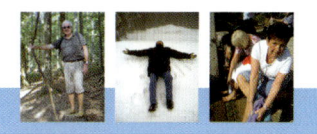

3.2.16 Strand und Meer

ABC-Lauf

Die Übung findet auf festem, feuchtem Sand am Platz statt. Es geht um das Arbeitsgedächtnis.

Zu Beginn wird ein großes Spielfeld in den Sand gezeichnet. Dort hinein werden mit dem Finger oder mit einem Stock durcheinander alle Buchstaben des Alphabets geschrieben. Die TN „zählen" sich durchs Alphabet, um ihren Startbuchstaben zu erfahren. Sind nicht mehr als 13 TN anwesend, so wird immer ein Buchstabe übersprungen. Dann startet ein TN bei A, der nächste TN bei C, der übernächste TN bei E usw. Alle suchen ihren Startbuchstaben und stellen sich daneben. Auf ein Signal hin beginnen alle, in der Reihenfolge des Alphabets die Buchstaben abzulaufen, bis sie schließlich wieder bei ihrem Startbuchstaben ankommen. Wer bei Z beginnt, setzt mit A fort, geht dann zu B usw. Wer bei L beginnt, muss zunächst zum M laufen, um dann mit N fortzusetzen.

Material: Keines. Für Variation 2 vorbereitete Zettel mit Wörtern.

Variation 1: Wie oben, aber in der Reihenfolge rückwärts, das heißt vom E zum D, zum C usw.

Variation 2: Die TN ziehen unterschiedliche Zettel mit Wörtern, deren Buchstabenfolge sie nacheinander anlaufen. Nach dem letzten Buchstaben werfen sie den Zettel wieder in den Stapel und tauschen ihn gegen einen anderen Begriff.

Zahlen im Sand

Die Übung findet am Platz statt. Es geht um die Merkspanne.

Die TN bilden Paare. Beide stehen mit den Rücken zueinander. Jeder schreibt mit dem Finger oder einem Stock eine Folge von fünf Zahlen in den Sand. Auf ein Signal hin drehen sich beide um, betrachten ca. fünf Sekunden lang die Zahlenfolge des Partners, drehen sich dann wieder zurück und schreiben die gesehenen Zahlen in den Sand. Es folgt die Kontrolle. Stimmen die Folgen überein? Wenn mehrmals alles stimmt, sollte eine sechste Zahl hinzugenommen werden. Für den nächsten Durchgang gehen beide ein Stück weiter, suchen sich eine neue Sandfläche. Die Paare machen 5-6 Durchgänge.

Material: Keines.

BRAINWALKING

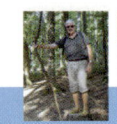

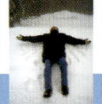

Strandkörbe

Die Übung findet an einem Strand mit Körben oder Zelten statt. Es geht um visuelle Wahrnehmung und um die Informationsverarbeitung.

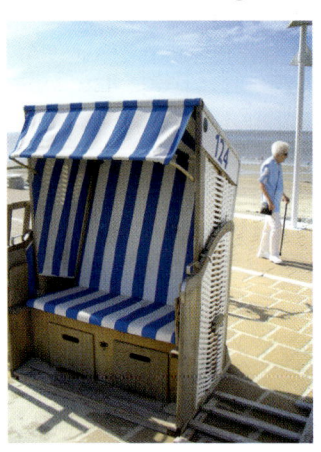

Die TN betrachten in einem begrenzten Geländeabschnitt die Strandkörbe oder -zelte und stellen möglichst schnell fest:
- Wie viele Körbe oder Zelte gibt es?
- Wie viele verschiedene Farbkombinationen sind zu finden (blau-weiß, rot-weiß usw.)?
- Wie viele verschiedene Vermieternamen sind aufgedruckt?
- Welche ist die höchste Zahl, die als Korbnummer aufgedruckt ist?
- usw.

Material: Keines.

Muschelreihen

Die Übung findet am Platz statt. Es geht um die Merkspanne.

Der TN bilden Paare. Jeder sammelt zunächst eine Handvoll Muscheln. Wichtig ist, dass pro Paar von jeder Sorte mindestens zwei vorhanden sind. Die Muscheln werden aufgeteilt, sodass A und B jeweils einen gleichen Satz Muscheln zur Verfügung haben.

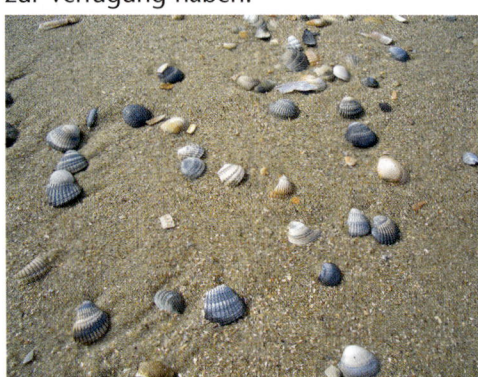

Dann legt A, während B sich umdreht, eine Folge von fünf Muscheln nebeneinander. Auf ein Signal von A hin dreht B sich um, betrachtet kurz die Folge und legt sie aus dem eigenen Satz nach. Danach wird gewechselt. Jedes Paar macht 5-6 Durchgänge.

Material: Muscheln.

KOPFTRAINING ZU FUSS

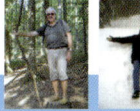

Finde den Weg!

Die Übung findet am Platz im festen, feuchten Sand statt. Es geht um die taktile Wahrnehmung.

Mit einem Stock oder mit den Händen wird eine leicht geschwungene Strecke von etwa 10 m als Spur im Sand markiert. Diese legen die TN barfuß mit geschossenen Augen zurück, indem sie nur mit den Füßen die eingeritzte Linie zu spüren versuchen. Die TN üben zu Paaren, A sieht, B geht mit geschlossenen Augen.

Material: Keines.

Strandgutskulpturen

Die Übung findet am Platz statt. Es geht um räumlich-konstruktives Denken.

Die TN bilden Paare. Jedes Paar sucht sich zunächst Material für den Skulpturenbau: Muscheln, Seetang, Holz, Krebse ... Alles muss doppelt vorhanden sein. Dann baut A aus dem vorhandenen Material eine dreidimensionale Konstruktion. Erst nach der Fertigstellung beginnt B und baut gegenüber mit den Gegenstücken eine möglichst ähnliche Konstruktion nach. Klar, dass bei diesem Baumaterial keine hundertprozentige Gleichheit möglich ist.

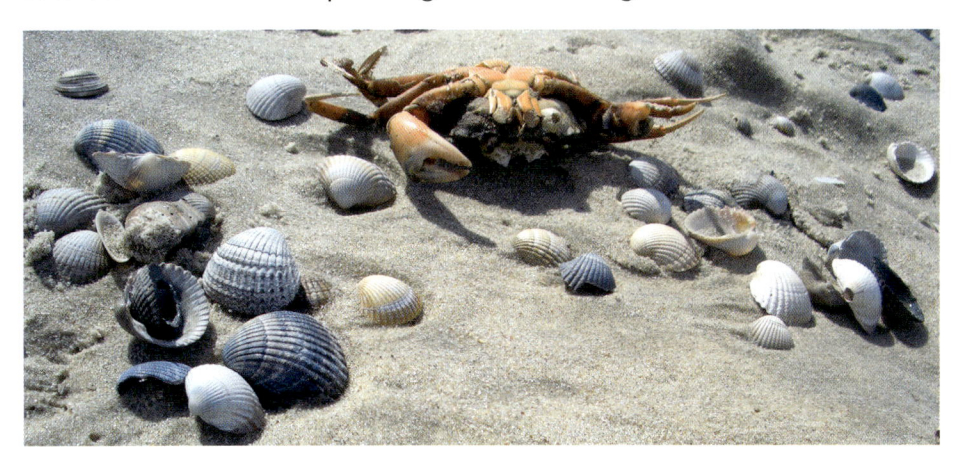

Material: Strandgut.

Variation: Wie oben, aber der Nachbau gegenüber wird spiegelverkehrt gebaut. Dadurch wird die Übung einfacher.

BRAINWALKING

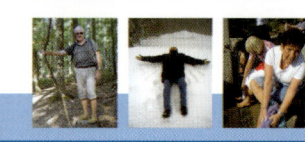

Versunkene Füße

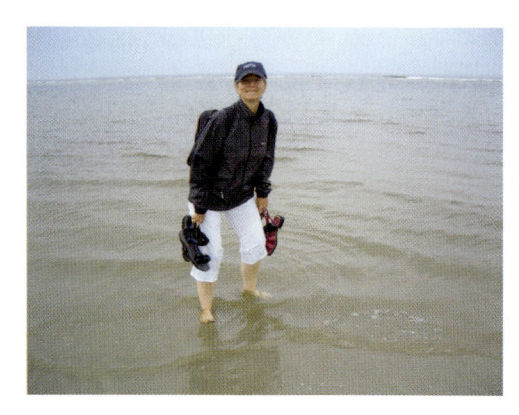

Die Übung findet am Ufer statt. Es geht um taktile Wahrnehmung und um das Gleichgewicht.

Die TN suchen sich einen Platz am Ufer, an dem ihre Füße von den auslaufenden Wellen umspült werden. Die Füße stehen etwa hüftbreit auseinander und graben sich langsam immer tiefer in den Sand ein. Wie fühlt sich das an? Wie schaffen die TN es, das Gleichgewicht zu halten?

Material: Keines.

Anmerkung: Bei gangunsicheren TN Paare bilden. A buddelt die Füße ein, B gibt per Handfassung Unterstützung.

Spuren im Sand

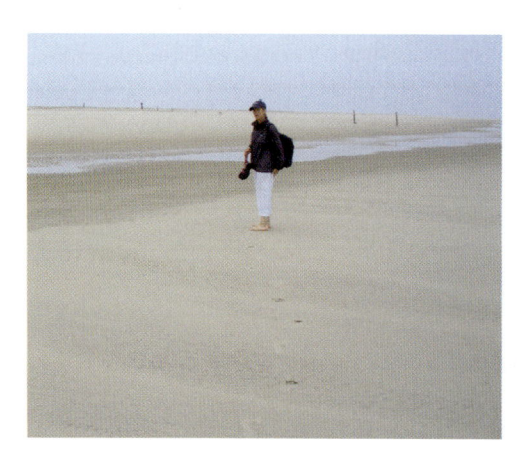

Die Übung findet in der Fortbewegung statt. Es geht um Aufmerksamkeit, visuelle Wahrnehmung und um die Anpassung an einen Partner.

Die TN bilden Paare. Beide gehen oder laufen hintereinander. A hinterlässt Spuren im Sand. B verfolgt den Partner und tritt in die gleichen Fußabdrücke. Nach einiger Zeit wird gewechselt. B läuft vor, A folgt.

Material: Keines.

KOPFTRAINING ZU FUSS

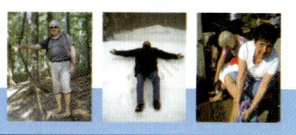

Abdruck

Die Übung findet am Platz im Sand statt. Es geht um visuelle Wahrnehmung und um die Informationsverarbeitung.

Die TN bilden Paare. Die Partner setzen oder stellen sich einander gegenüber. Zwischen sich legen sie eine Reihe von Gegenständen aus – Muscheln, Strandgut, mitgebrachte Gegenstände, möglichst mehrere mit ähnlichen Formen, aus den eigenen Taschen. A schließt die Augen. B nimmt eines der Objekte zur Hand und macht davon einen Abdruck im Sand. A öffnet die Augen wieder, vergleicht die Form des Abdrucks mit den Konturen und den Oberflächenstrukturen der Gegenstände und rät, von welchem Objekt der Abdruck stammt.

Material: Diverse Gegenstände, wie Muscheln und Ähnliches.

Knierolle

Das Spiel findet am Platz statt. Es trainiert die Geschicklichkeit als Teilbereich der Koordination.

Ist die Gruppe größer als 6-8 Personen, teilt sie sich in zwei Kleingruppen, die zeitgleich spielen. Im Sand wird eine etwa 10 m lange Laufstrecke markiert. Der erste Spieler klemmt sich ein Stück Strandgut – ein Stück Holz (auf Splitter achten!), eine Plastikflasche, ersatzweise einen schlaff aufgepumpten Ball ... – zwischen die Knie. Damit läuft er von der Startlinie aus den vereinbarten Weg entlang, ohne das Strandgut mit den Händen zu berühren oder den Sitz zu korrigieren. Fällt das Strandgut vor der Ziellinie hinunter, bleibt der Spieler stehen. Genau von diesem Punkt aus, an dem das Hindernis zu Boden fiel, nimmt der nächste Spieler das Teil zwischen die Knie und läuft den Weg zurück, sodass er die gleiche Streckenlänge zurücklegen muss wie der Vorgänger. Schafft er es, die Startlinie fehlerfrei zu übertreten, erhält er einen Pluspunkt, und der nächste Spieler kommt an die Reihe. Verliert er unterwegs sein Strandgut, bleibt er punktfrei. Der folgende Spieler läuft wieder in die umgekehrte Richtung, also Richtung Ziel. Alle Spieler versuchen, mit ihrem Strandgut ein Stück weiter zu laufen als der Vorgänger. Wer es schafft, die Strecke des vorigen Spielers zu übertreffen, erhält einen Pluspunkt. Wer am Ende die meisten Punkte gesammelt hat, ist Sieger.

Material: Strandgut oder ein Ball.

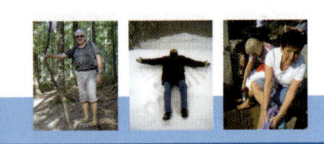

3.2.17 Sonne, Mond und Sterne

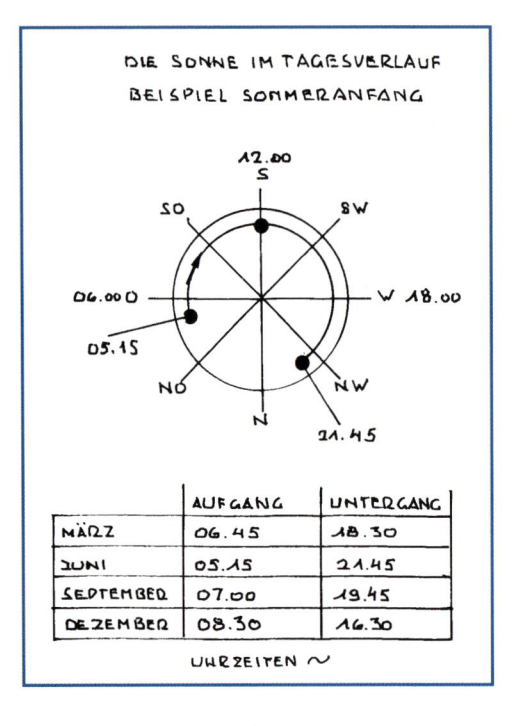

Unter freiem Himmel geben nicht nur Karten, Schilder und Wegzeichen Informationen über Positionen und Wege zum Ziel, sondern Orientierung ist ebenso mit einem Blick zu Sonne, Mond und Sternen möglich. Der Himmel gibt Sachkundigen eine Vielzahl von Hinweisen – zur Tageszeit, zur Richtung, zum Wetter usw.

Außerdem öffnet sich dort die Weite des Universums. Auf dem Rücken in einer Wiese zu liegen und in den Sternenhimmel zu blicken, kann herrlich entspannend sein. Und weiße Schönwetterwolken vor unendlichem Blau ziehen zu sehen, beflügelt die Fantasie. Ortskundige einer Region, die sich mit Natur und Landwirtschaft beschäftigen, können anhand des Sonnenuntergangs relativ zuverlässig das Wetter des nächsten Tages prophezeien.

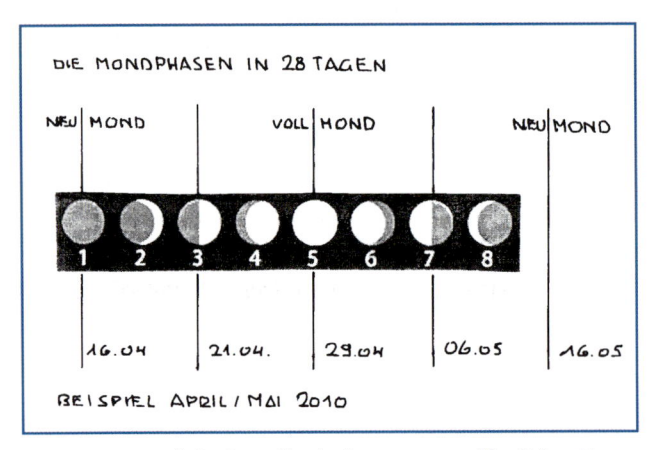

Es lohnt sich also, beim Bewegen in freier Natur nicht nur den Boden unter sich im Blick zu haben, sondern gelegentlich als Hans-guck-in-die-Luft nach oben zu schauen und die Vielfalt der Erscheinungen und Geschehnisse über uns zu betrachten. Besonderen Reiz für Spaziergänge und Brainwalks haben ungewöhnliche Tageszeiten, wie der sehr frühe Morgen oder die Nacht – eine Tour in den Tag oder ein Brainwalk im Dunkeln. Nicht umsonst sind Sonnenauf- und -untergänge, Mond und Sterne seit ewigen Zeiten Objekte künstlerischer Aktivitäten, ob in der Lyrik oder in der Malerei.

KOPFTRAINING ZU FUSS

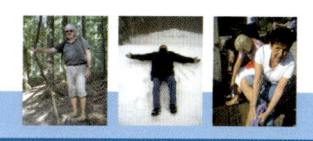

Die Grafiken geben Ungeübten im Umgang mit Sonne, Mond und Sternen Orientierung beim Entdecken der Himmelskörper im All.

Himmelskörper

Das Spiel findet am Platz statt. Es geht zunächst um das Gedächtnis, später um die Informations-Verarbeitungs-Geschwindigkeit.
Einige Zeit vor dem Spiel, bei einem vorherigen Stopp oder unterwegs, werden Begriffe zum Thema *Himmelskörper* gesammelt und eingeordnet. *Himmelskörper* ist eine Sammelbezeichnung für alle außerirdischen, natürlichen Körper, wie Planeten, Sterne, Kometen, Sonne usw.

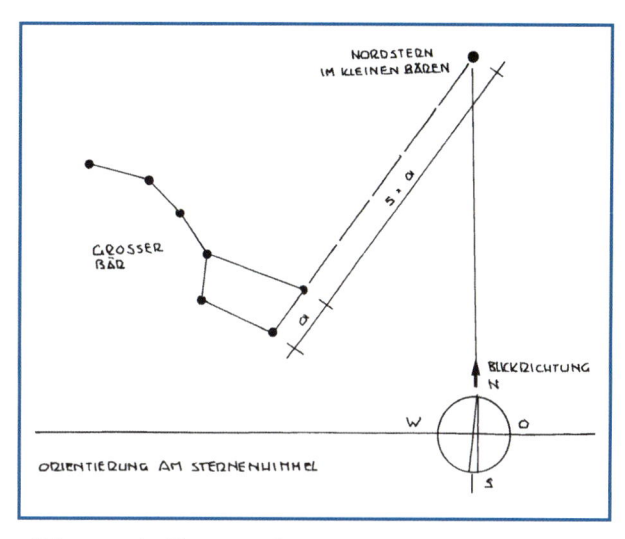

Besondere Bedeutung für das Spiel haben die Planeten, die sich um die Sonne bewegen. Ihre Reihenfolge (von der Sonne aus gesehen): Merkur, Venus, Erde, Mars, Jupiter, Saturn, Uranus, Neptun und der Zwergplanet Pluto. Die TN lernen die neun Planeten und wiederholen diese mehrmals, um sie beim eigentlichen Spiel gut abrufen zu können. Dabei hilft der Merkspruch: „**M**ein **V**ater **e**rklärt **m**ir **j**eden **S**onntag **u**nsere **n**eun **P**laneten." Erst wenn alle neun Begriffe gut eingespeichert sind, kann mit dem Spiel begonnen werden.

Die TN stehen im Kreis. Sie stellen sich vor, gemeinsam die Sonne darzustellen. Um sie herum kreisen die Planeten auf ihrer Bahn. Die GL nimmt ihre Position in der Kreismitte ein. Sie zeigt jeweils mit Fingern auf eine Person im Kreis und nennt dabei einen beliebigen Begriff zum Thema *Himmelskörper*. Nennt sie einen der neun Planeten, macht sich die betreffende Person blitzschnell auf den Weg und umrundet gehend oder laufend 1 x die Sonne, also den gesamten Kreis. Deutet die GL auf einen TN und sagt dabei ein anderes Wort, zum Beispiel „Stern", „Komet" oder „Satellit", bleibt der TN ruhig stehen. Wer nicht oder zu spät reagiert oder sichtbar zuckt, obwohl er nicht auf die Bahn um die Sonne geschickt wird, löst die GL in der Mitte ab. Schafft der Spieler in der Mitte es längere Zeit nicht, sich ablösen zu lassen, ruft er laut „Sonne". Dann wechseln alle ihre Plätze auf der Kreisbahn. Der Mittelspieler sucht sich eine beliebige Person und tauscht mit ihr die Position.

Material: Keines.

BRAINWALKING

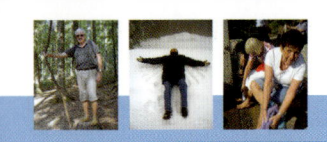

Sternzeichen

Die Übung findet am Platz oder in der Fortbewegung statt. Es geht um die Merkspanne.

Zu Beginn werden die Sternzeichen in Erinnerung gerufen und besprochen. Bestimmt kennt jeder das eigene Sternzeichen und weiß, welchem Zeitraum es zuzuordnen ist. Gemeinsam werden alle 12 zusammengetragen: Wassermann, Fische, Widder, Stier, Zwillinge, Krebs, Löwe, Jungfrau, Waage, Skorpion, Schütze, Steinbock.

Die TN bilden Paare. A nennt eine Folge von fünf beliebigen Sternzeichen im Sekundentakt. B wiederholt sofort anschließend die Reihe und nennt dann eine neue Folge, die A anschließend nachspricht.

Material: Keines.

Ufo

Die Übung findet in der Fortbewegung statt. Es geht um die kinästhetische Wahrnehmung (Körpergefühl, Eigenbewegung des Körpers im Hinblick auf Zeit, Raum- und Spannungsverhältnisse) und um Kooperation.

Die TN stellen sich vor, sie wären ein Ufo. Alle stellen sich dicht zusammen in einen Pulk. Die GL bindet dann um die gesamte Gruppe ein Seil. Dieses sollte mindestens 5 x um die Gruppe gewickelt werden, damit alle wirklich das Gefühl haben, zusammengebunden zu sein. Die Schnur muss straff gezogen sein, darf jedoch weder Atmung noch Bewegung einschränken.

Gemeinsam sollen die TN sich nun als Ufo auf einer begrenzten Strecke fortbewegen. Je nach motorischen Fähigkeiten der TN können dabei Hindernisse zu überwinden sein, zum Beispiel ein Abhang, eine Treppe, eine Enge, ein schmaler Wasserlauf …

Material: Ein langes Seil.

Hier spricht die Sonne

Es geht darum, Perspektivwechsel vorzunehmen, sich in unterschiedliche Gegenstände oder Lebewesen hineinzuversetzen. Außerdem spielen Fantasie und Kreativität eine Rolle.

Die Aufgabenverteilung erfolgt zu Beginn der Tour oder in einer aktiven Pause, das Nachdenken in der Fortbewegung und die Präsentation der Ideen zu einem beliebigen Zeitpunkt am Platz.

KOPFTRAINING ZU FUSS

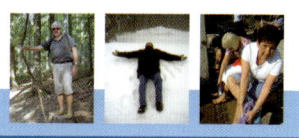

Die GL verteilt unterschiedliche Kärtchen, an jeden TN eines. Darauf stehen Rollenangaben, zum Beispiel: Blume, Schmetterling, Eule, Samenkorn, Regenbogen, Mensch ...

Nun überlegen alle im Stillen, was die Sonne für diese Naturerscheinung oder dieses Lebewesen tut. Welche Rolle spielt sie für die Blume, welche für die Eule, was bedeutet sie für den Menschen? Nach einigen Minuten Bedenkzeit findet sich die Gruppe bei einem Stopp zusammen. Nun spricht jeder TN als die Sonne, zum Beispiel: „Ich sorge dafür, dass es auf der Welt hell wird und der Mensch sich zurechtfindet ..."

Material: Kärtchen mit Rollenangaben.

Rückenspaziergang

Das Spiel findet am Platz statt. Es geht um die taktile Wahrnehmung.

Die TN stehen im Kreis, eine Schulter zur Kreismitte, die Hände am Rücken des jeweils davor stehenden Spielers. Alle schließen die Augen und machen in Gedanken einen Spaziergang, bewegen die Hände auf dem Rücken des Vordermanns und spüren gleichzeitig das Wetter auf dem eigenen Rücken.

- Die Sonne scheint warm auf den Rücken. ⇨ Sanft mit den Handflächen streicheln.
- Plötzlich kommt Wind auf. ⇨ In langen Bahnen auf- und abstreichen.
- Die ersten Regentropfen fallen. ⇨ Mit einzelnen Fingern zuerst auf den Kopf, dann auf die Schultern und schließlich auf den Rücken tippen.
- Der Regen wird stärker. ⇨ Mit mehreren Fingern schnell und fest auf den Rücken klopfen.
- Ein Wolkenbruch. ⇨ Mit flachen Händen auf den Rücken klatschen.
- Es hagelt. ⇨ Fäuste bilden und mit den Fingerknöcheln auf den Rücken klopfen.
- Der Regen wird weniger. ⇨ Zuerst schnell und fest mit den Fingerspitzen klopfen, dann nur noch leicht mit einzelnen Fingern tippen.
- Wind kommt auf und bläst die Regenwolken fort. ⇨ Mit den Fingern die Haare zerzausen, anschließend sanft über Schultern und Rücken streichen.
- Die Sonne kommt wieder. ⇨ Die Hände wärmend auf den Rücken legen.

Material: Keines.

Ein Stern, der deinen Namen trägt

Das Spiel findet im Dunkeln bei sternenklarem Himmel am Platz statt. Es geht um Fantasie.

Die TN stehen, sitzen oder liegen und blicken entspannt in den Himmel. Sie betrachten ausgiebig die Pracht des Alls, die Leuchtkraft der Himmelskörper und suchen nach Sternbildern. Schließlich sucht sich jeder den für ihn schönsten Stern aus und gibt ihm einen Namen.

Anschließend beschreiben die TN sich gegenseitig „ihre" Sterne mit Position, Helligkeit, Größe usw. Vielleicht denken sie sich noch eine Geschichte dazu aus: Mein Stern kreist in der Galaxie und erlebt dabei wundersame Dinge …"

Material: Keines.

3.2.18 Geräusche und Klänge

Müllsortierer

Die Übung findet am Platz statt. Es geht um die akustische und taktile Wahrnehmung und um die Informations-Verarbeitungs-Geschwindigkeit.

In freier Natur lassen leider viele Menschen ihren Müll zurück. Die TN sollen – gegebenenfalls in zwei Mannschaften als Wettspiel – mit geschlossenen Augen den „Müll" sortieren, den die GL für diese Aufgabe mitgebracht hat. Ein Behälter mit (sauberen) Papierstücken, leeren Plastikfolien etc. soll mit verbundenen Augen schnell sortiert und in zwei unterschiedliche Säcke geworfen werden. In einem wird der Kunststoffmüll gesammelt, im anderen der Papiermüll. Die TN müssen das Material am Geräusch und durch Betasten erkennen.

Material: Ein großer Behälter mit „Müll" (zusammengeknülltes Zeitungs- oder Verpackungspapier, Folienverpackungen, Plastiktüten usw.), Säcke zum Sortieren, Augenbinden.

Geräuschetelegramm

Das Spiel findet am Platz statt. Es geht um die akustische Wahrnehmung und um die Informationsverarbeitung.

Die TN stehen in einer Reihe hintereinander. Der letzte TN der Reihe schickt ein Telegramm in Form eines leisen, körpereigenen Geräuschs, zum Beispiel Hände reiben, schnipsen, schnalzen, summen oder Ähnliches direkt am Ohr des Spielers vor ihm. Der wiederum gibt das Telegramm wieder nach vorn weiter. Das wird fortgesetzt, bis das Geräusch beim ersten Spieler ganz vorn ankommt. Der führt das Geräusch laut vor. Gibt er es richtig wieder, nimmt dieser Spieler den Platz am Ende der Reihe ein und schickt ein neues Telegramm ab. Die anderen rücken alle einen Platz vor.

Material: Keines.

KOPFTRAINING ZU FUSS

ABC der Liedanfänge

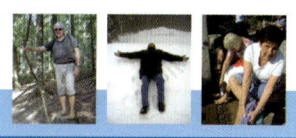

Die Übung findet unterwegs statt. Es geht um die akustische Wahrnehmung und um das Arbeitsgedächtnis.

Die TN erstellen gemeinsam ein ABC der Liedanfänge. Dazu wird zunächst ein Titel mit A gesucht, dann einer mit B usw. bis zum Z. Bei schwierigen Buchstaben gilt ausnahmsweise auch mal ein Refrain, der bekannt ist und mit dem gesuchten Buchstaben beginnt. Wer eine Idee hat, singt das Lied möglichst kurz an. Vielleicht kommen dann die anderen ohne Nennung des Titels darauf, welches Lied gemeint ist. Natürlich ist es erlaubt, nicht nur den Anfang, sondern die erste Strophe oder sogar mehr zu singen.

Beispiel:
Auf, du junger Wandersmann; Bunt sind schon die Wälder; C-A-F-F-E-E usw.

Material: Keines, eventuell ein Liederbuch.

Natürliche Geräusche

Die Übung findet unterwegs statt. Es geht um die akustische Wahrnehmung.

Zu Beginn der Tour erhalten die TN den Auftrag, die Augen offen zu halten im Hinblick auf alle Materialien, mit denen sich Geräusche erzeugen lassen. Sobald jemandem etwas ins Auge springt, wird sofort ausprobiert, welche Töne sich dem Gegenstand entlocken lassen. Ob laute oder leise Geräusche, Dauertöne oder kurze Sequenzen, der Fantasie sind keine Grenzen gesetzt. Der eine pfeift auf einem Grashalm, der andere reibt Rindenstücke aneinander und der Nächste lässt Wasser leise plätschern.

Material: Naturmaterialien.

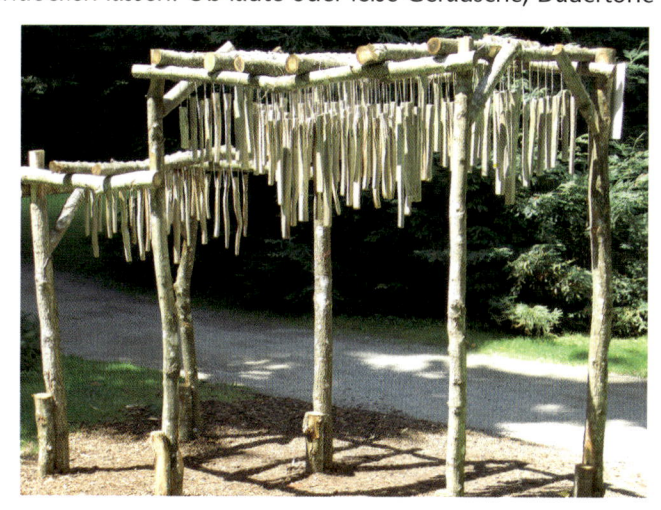

BRAINWALKING

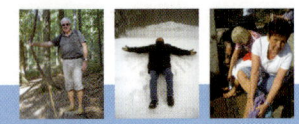

Klatschfolgen

Das Spiel findet am Platz statt. Es geht um die Merkspanne.

Die TN bilden Paare, die einander gegenüberstehen. A gibt einen Klatschrhythmus mit fünf Elementen vor, den B sofort anschließend wiederholt. Dabei gilt es nicht nur, auf den Rhythmus an sich zu achten, sondern auch, mit welcher Hand auf welchen Körperteil geklatscht wird, zum Beispiel: rechte Hand auf linken Oberschenkel, linke Hand auf rechten Oberschenkel, rechte Hand auf rechte Fußsohle, rechte Hand auf rechte Hüfte, linke Hand auf rechten Ellbogen. Die Folge sollte asymmetrisch sein, sonst wird es zu einfach.

Material: Keines.

Hörreihe

Die Übung findet am Platz statt. Es geht um die akustische Wahrnehmung und um das Arbeitsgedächtnis.

Die TN tragen eine Reihe von Gegenständen zusammen, mit denen sich Geräusche erzeugen lassen und legen diese für alle sichtbar aus. Reihum wendet sich immer ein Spieler ab, während die anderen mit den ausliegenden Materialien eine Hörreihe mit 4-5 Elementen kreieren. Die GL notiert die Geräuschfolge zur Kontrolle mit. Sofort anschließend legen alle die Gegenstände ab, und der abgewendete TN dreht sich wieder um. Er versucht, die benutzten Gegenstände herauszufinden und diese in die richtige Reihenfolge zu bringen. Es folgt die nächste Hörreihe für den nächsten Spieler.

Material: (Natur-)Gegenstände zum Erzeugen von Geräuschen.

Hörspiel

Das Spiel trainiert die akustische Wahrnehmung und das Gedächtnis. Es findet an einem ruhigen Platz statt.

Die GL erzählt eine kurze Geschichte (oder liest diese vor). Diese untermalt sie mit passenden Geräuschen, indem sie vorbereitete Döschen oder Beutel bewegt. Diese liegen für alle sichtbar in der Mitte und werden nach jedem Einsatz wieder an denselben Platz zurückgelegt. Die Zuhörer versuchen, sich nicht nur die Geschichte zu merken, sondern auch die dazugehörigen Geräusche und wo die entsprechenden Behälter liegen.

KOPFTRAINING ZU FUSS

Nach der Geschichte lenken sich alle durch ein kurzes Bewegungsspiel (zum Beispiel Ballspiel) ab. Erst danach versucht die Gruppe gemeinsam, die Geschichte noch einmal zu erzählen und dabei möglichst die richtigen Geräusche einzusetzen.

Beispiel: „Eines Tages ging ein kleiner Junge einen steinigen Weg entlang (Steinchen schütteln). Als er müde wurde, machte er eine kurze Pause und lehnte sich an einen Baum (Rindenstückchen im Beutel aneinanderreiben). Er hatte Durst und träumte davon, einen Schluck kühles Wasser zu trinken (Wasserdose schütteln). Doch er hatte nichts bei sich, und auch sein Geld (Münzen klimpern) war fast ausgegeben. In seiner Tasche fand er nur noch ..."

Material: Etwa ein Dutzend kleine Döschen oder Säckchen mit Gegenständen, die Geräusche erzeugen, zum Beispiel Sand, Rindenstücke, trockene Blätter, Münzen ...); eventuell eine Geschichte, sofern die GL sich nicht genügend Fantasie für eine Spontanerfindung zutraut.

3.2.19 Rundherum – Brainwalken im Stadion

In den Wintermonaten, wenn die Angst vor Schnee und Eisglätte in unwegsamem Gelände so manche vom (Brain-)Walken in freier Natur abhält, ist ein Stadion eine gute Alternative. Damit das Rundherumlaufen nicht von Runde zu Runde langweiliger wird, können Denkaufgaben in das Training an frischer Luft eingebaut werden. Vielleicht werden dabei sogar aus einzelnen eingeschworenen Walkern für die Zukunft Brainwalker.

Eins links, eins rechts

Dieses Spiel lässt sich in die übliche Gymnastik vor dem eigentlichen Walken einbauen. Es geht um Kooperation, um die Auge-Hand-Koordination und um Schnelligkeit.

Die TN stehen im Kreis. Sie zählen abwechselnd „eins" und „zwei" durch. Alle Einser werden zu „Links", alle Zweier zu „Rechts". Jeweils ein Startspieler jeder Gruppe erhält einen Walkingstock (alternativ einen Ball), den er senkrecht wie ein Lot vor dem Körper hält. Nach dem Startsignal wirft sich die Gruppe „Links" den Stock linksherum reihum zu, die Gruppe „Rechts" rechtsherum. Es gewinnt die Gruppe, deren Startspieler nach drei kompletten Runden zuerst den Stock wieder in den Händen hält.

BRAINWALKING

Material: Ein Paar Walkingstöcke oder alternativ zwei Bälle.

Variationen: Wie oben, aber die Stöcke werden
- nur mit einer Hand gefangen und weitergegeben;
- müssen vor der Weitergabe 1 x um die Längsachse gedreht werden;
- müssen unter einem Bein hindurchgegeben werden ...

Rückwärts buchstabieren

Die Übung wird in der Fortbewegung eine Runde lang durchgeführt. Sie trainiert das Arbeitsgedächtnis.

Die TN bilden Paare mit ungefähr gleicher Gehgeschwindigkeit. A überlegt sich ein langes Wort, das B möglichst zügig rückwärts buchstabieren soll. A kontrolliert, ob alles stimmt und kein Buchstabe vergessen wird. Danach wird gewechselt. Die Übung wird so lange fortgesetzt, bis beide wieder den Startpunkt passieren.

Material: Keines.

Variation: Schwieriger wird es, wenn der buchstabierende Partner rückwärts geht. Die kontrollierende Begleitperson geht vorwärts, damit keine Zusammenstöße passieren. Danach wird gewechselt.

Buchstaben ertasten und Wörter bilden

Die Übung wird in der Fortbewegung durchgeführt. Es geht um die taktile Wahrnehmung und um das Arbeitsgedächtnis.

Die TN bilden Paare, unabhängig von ihrer Gehgeschwindigkeit. Jeder TN erhält von der GL einen verschlossenen Beutel mit Holz- oder Plastikbuchstaben. Die Buchstaben in einem Beutel sollten jeweils ein Wort ergeben, die Beutel möglichst unterschiedliche Wörter enthalten. Günstig sind für den Anfang meist Wörter mit 4-5 Buchstaben. Die beiden TN eines Paares starten jeweils gegenläufig auf der gleichen Laufbahn. Während des Gehens tasten beide ihre Buchstaben ab und versuchen, zu erkennen, um welche es sich handelt. Wer die Buchstaben erkannt hat, probiert, daraus ein sinnvolles Wort zu bilden. Sobald sich beide Partner auf der Laufbahn begegnen, tauschen sie ihre Beutel, entfernen sich wieder gegenläufig und beginnen mit einer anderen Buchstabenkombination von vorn.

KOPFTRAINING ZU FUSS

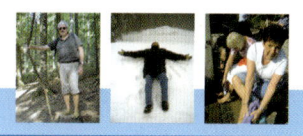

Bei der nächsten Begegnung tauschen sie sich kurz über ihre Tastergebnisse aus. Danach kann entweder ein Beuteltausch mit einem anderen Paar vorgenommen oder die Übung beendet werden.

Material: Tastbeutel mit Holz- oder Plastikbuchstaben.

Wortreihen

Die Übung wird in der Fortbewegung eine Runde lang durchgeführt. Es geht um die Merkspanne.

Die TN bilden Kleingruppen zu je 3-4 Personen mit gleicher Gehgeschwindigkeit. Die Gruppen bewegen sich auf der Laufbahn. Reihum nennt dabei jeweils ein Spieler den anderen eine Wortreihe von anfangs vier, später fünf oder sechs Begriffen. Die Begriffe werden ungefähr im Sekundentakt laut und deutlich vorgesprochen. Die anderen versuchen, sofort im Anschluss die Wörter in gleicher Folge nachzusprechen. Nach kurzer Pause folgt der nächste Spieler mit einer neuen Vorgabe, die wiederum nachgesprochen wird. Solange die Folgen richtig wiederholt werden, kann eine Steigerung um jeweils ein Wort versucht werden.

Material: Keines.

Alles mal zwei

Die Übung findet in der Fortbewegung eine Runde lang statt. Es geht um das Arbeitsgedächtnis.

Die TN bilden Paare mit gleicher Gehgeschwindigkeit. Beide bewegen sich auf der Laufbahn. Dabei üben sie sich im Kopfrechnen. Einfach alle Zahlen ab 2 verdoppeln, also 2, 4, 8, 16 usw. A nennt die erste Zahl, B die zweite, A die dritte und so weiter, immer im Wechsel. Kommen sie nicht mehr weiter, starten sie wieder neu, dieses Mal bei 3: 3, 6, 12, 24 usw.

Material: Keines.

Variation: Rückwärts rechnen, beginnend bei einer hohen Zahl, zum Beispiel 248.916, von der immer 7 abgezogen werden: 248.909, 248.902, 248.895 usw.

BRAINWALKING

Buchstabensalat

Die Übung wird in der Fortbewegung eine Runde lang durchgeführt. Es geht um das Arbeitsgedächtnis.

Die TN erhalten von der GL jeder eine Buchstabenkarte. Diese halten sie entweder sichtbar vor sich hin oder befestigen sie mit Klebestreifen an ihrer Kleidung. Vor dem Start lassen alle ihren Blick schweifen, um sich einen Überblick über die vorhandenen Buchstaben zu verschaffen. Danach geht es darum, sich unterwegs immer wieder zu neuen Wörtern zu formieren. Gemeinsam wird überlegt, welche Wörter sich aus den Buchstaben bilden lassen, und die betreffenden Personen bilden jeweils für kurze Zeit eine Reihe, die nebeneinander geht, um sich dann wieder aufzulösen, damit ein neues Wort entstehen kann.

Material: Karten mit großen Buchstaben, eventuell Klebestreifen zum Befestigen.

Variation: Bei einer nicht allzu großen Gruppe können die TN versuchen, die Buchstaben nicht sichtbar vor sich herzutragen, sondern sie zu Beginn mehrfach deutlich zu nennen. Dann müssen die anderen sich die Zuordnung merken.

A-B-C-Sätze

Die Übung wird in der Fortbewegung eine Runde lang durchgeführt. Es geht um Fantasie, Kreativität und um das Gedächtnis.

Kleingruppen von 3-4 Personen mit gleicher Gehgeschwindigkeit bewegen sich gemeinsam über die Laufbahn. Unterwegs erfinden sie einen Nonsenssatz oder eine Geschichte. Wichtig sind die Anfangsbuchstaben der Wortfolge. Diese sollen der Reihenfolge des Alphabets entsprechen: **A**bends **b**ewegen **c**hice **D**amen **e**legante **F**itness-**G**eräte **h**echelnd **i**n **J**ogginganzügen ...

Hat eine Gruppe das komplette Alphabet untergebracht? Am Ende der Runde stellen alle ihre A-B-C-Geschichten den anderen Gruppen vor.

Material: Keines.

KOPFTRAINING ZU FUSS

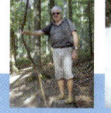

3.2.20 Stadtbummel

Brainwalking findet zwar in der Regel in der Natur statt, aber als besondere Aktion kann es auch mal in der Innenstadt oder in einem Einkaufszentrum Spaß machen. Bei einer Städtetour mit der (Vereins-)Gruppe ist es eine Möglichkeit, die Umgebung einmal anders kennenzulernen.

Fahrplankunde

Die Übung findet an einem Bahnhof oder Busbahnhof statt. Es geht um die Informationsverarbeitung und um das Gedächtnis.
Die GL verteilt Aufgabenzettel an Paare oder Kleingruppen. Die sollen die Antworten auf unterschiedliche Fragen herausfinden, zum Beispiel:

- Wie viele Züge gehen täglich von hier nach Stuttgart?
- In wie vielen Zügen, die von Gleis 7 abgehen, dürfen Fahrräder mitgenommen werden? usw.

Die Ergebnisse sollen nicht aufgeschrieben, sondern am Ende aus dem Kopf vorgetragen werden.

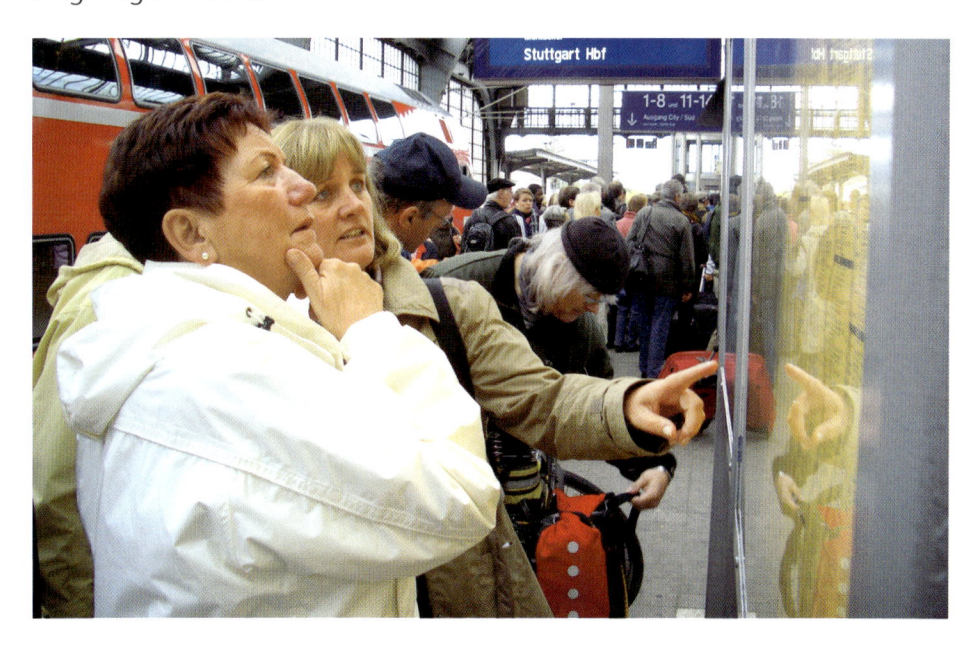

Material: Vorbereitete Zettel mit unterschiedlichen Aufgaben/Fragen.

BRAINWALKING

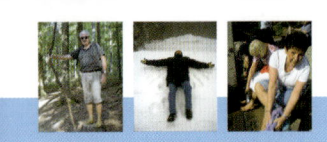

Kartenkunde

Die Übung findet an einem Kiosk oder Schreibwarengeschäft statt, in dem Ansichtskarten verkauft werden. Es geht um die Informationsverarbeitung, die Merkspanne, um das Gedächtnis, um Fantasie ... je nach Aufgabenstellung.

Alle versammeln sich um die Kartenständer herum und lösen die Aufgaben, die die GL nacheinander stellt, zum Beispiel:
- Wie viele Karten auf diesem Ständer (oder dieser Seite des Ständers) enthalten kein Blau?
- Einer deutet im Sekundentakt nacheinander auf 5-6 Karten. Die anderen tippen sofort anschließend nach.
- Prägt euch ein, für welche Anlässe Karten im Angebot sind (Geburtstag, Trauer, Geburt, Hochzeit ...).
- Wie lassen sich die Karten auf diesem Ständer Oberbegriffen zuordnen (zum Beispiel: Blumen, Tiere, Comic ...)?

Material: Keines.

Tortensorten

Die Übung findet in einem Café statt. Es geht um die visuelle Wahrnehmung und um das Gedächtnis, eventuell um die gustatorische Wahrnehmung (Schmecken).

Wie viele und welche unterschiedlichen Torten sind hier im Angebot? Das sollen die TN herausfinden, ohne dabei zu sprechen. Das heißt, sie dürfen keine Fragen stellen, sondern müssen es durch Betrachten herausfinden. Draußen vor dem Café werden die Sorten gemeinsam zusammengetragen.

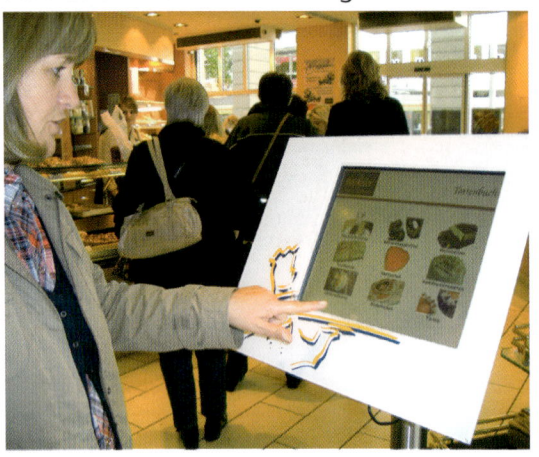

Vielleicht endet später hier die Tour, damit alle noch ein paar Köstlichkeiten probieren können? Womöglich hält aber auch die GL in ihrem Rucksack ein paar Kekse bereit, mit der die gustatorische Wahrnehmung trainiert wird, indem sich alle Gedanken um die Zutaten machen, die darin verarbeitet sind.

Material: Keines, gegebenenfalls ein paar Kekse.

KOPFTRAINING ZU FUSS

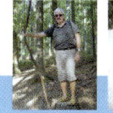

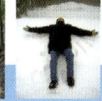

Warengruppen-Alphabet

Die Übung findet in der Fortbewegung statt. Es geht um das Arbeitsgedächtnis.

Die TN finden alle gemeinsam oder in Kleingruppen Warengruppen, die in einem Einkaufszentrum oder in einer Geschäftsstraße zu finden sind, in alphabetischer Reihenfolge, zum Beispiel: Arzneimittel, Bücher, CD-Player, Damenoberbekleidung, Edelsteine, Fleisch usw.

Material: Keines.

Materialvielfalt

Die Übung findet in der Fortbewegung statt. Es geht um die taktile Wahrnehmung.

Die Aufgabe heißt für alle TN: Berührt in den nächsten drei Minuten so viele verschiedene Materialien wie möglich, zum Beispiel Stein, Metall, Wolle, Plastik, Wasser usw. Anschließend kommen alle wieder zusammen und berichten, wie viele und welche Materialien sie gefunden haben.

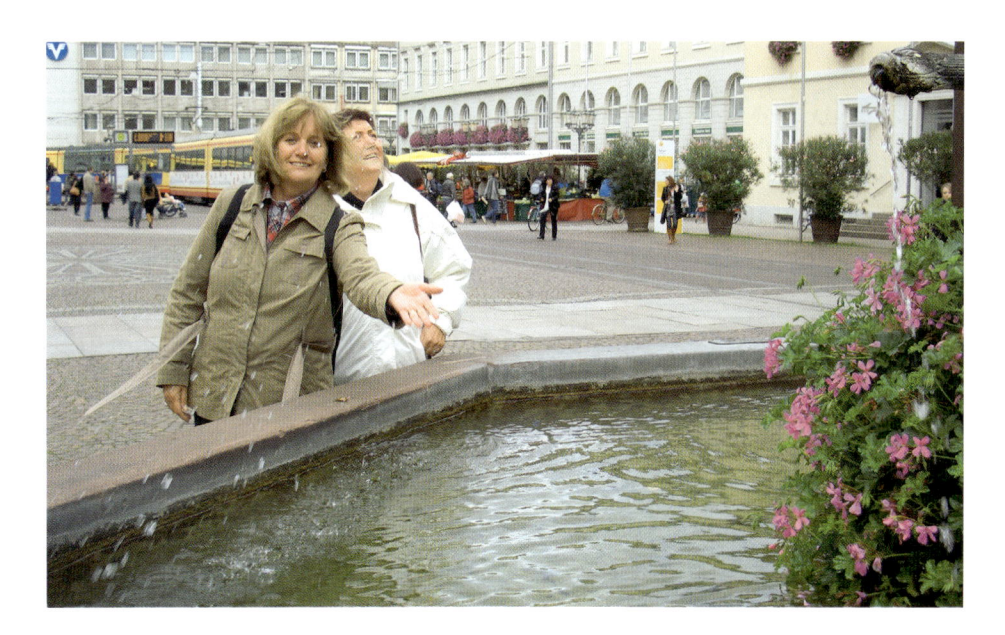

Material: Keines.

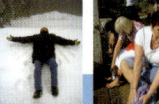

BRAINWALKING

Kiosk

Die Übung findet an einem Zeitungsladen oder Kiosk statt. Es geht um die Informationsverarbeitung.

Die GL verteilt Zettel mit Aufgaben/Fragen, die die TN möglichst schnell beantworten sollen, zum Beispiel:
- In wie vielen Sprachen gibt es hier Zeitungen?
- Wie viele/welche Tages- und Wochenzeitungen werden hier verkauft?
- Wie viele Zeitungen haben auf der Titelseite mehr als drei Fotos? usw.

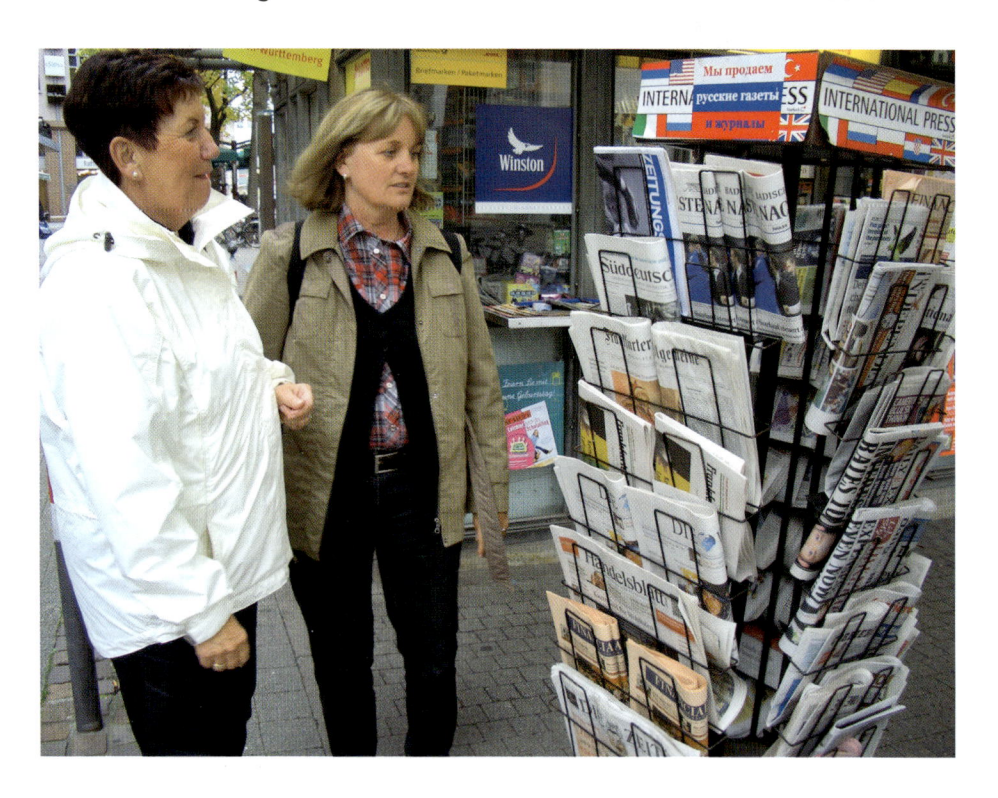

Material: Vorbereitete Zettel mit unterschiedlichen Aufgaben/Fragen.

Farbreihen

Die Übung findet in oder vor einem Geschäft statt, das seine Waren im Regal präsentiert. Es geht um die Merkspanne.

KOPFTRAINING ZU FUSS

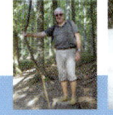

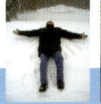

Die TN bilden Paare und suchen sich jeweils ein Geschäft, das Schuhe, T-Shirts, Hüte oder ähnliche Waren in Reihen oder Stapeln präsentiert. A betrachtet kurz (ca. 5-6 Sekunden lang) eine solche Farbreihe, – zum Beispiel ausgestellte Schuhe: schwarz, braun, rot, schwarz, weiß – und dreht sich dann um. B bleibt mit Blick auf die Reihe stehen und kontrolliert, ob A die richtige Farbfolge nennt. Danach wird gewechselt. Jedes Paar macht 5-6 Durchgänge.

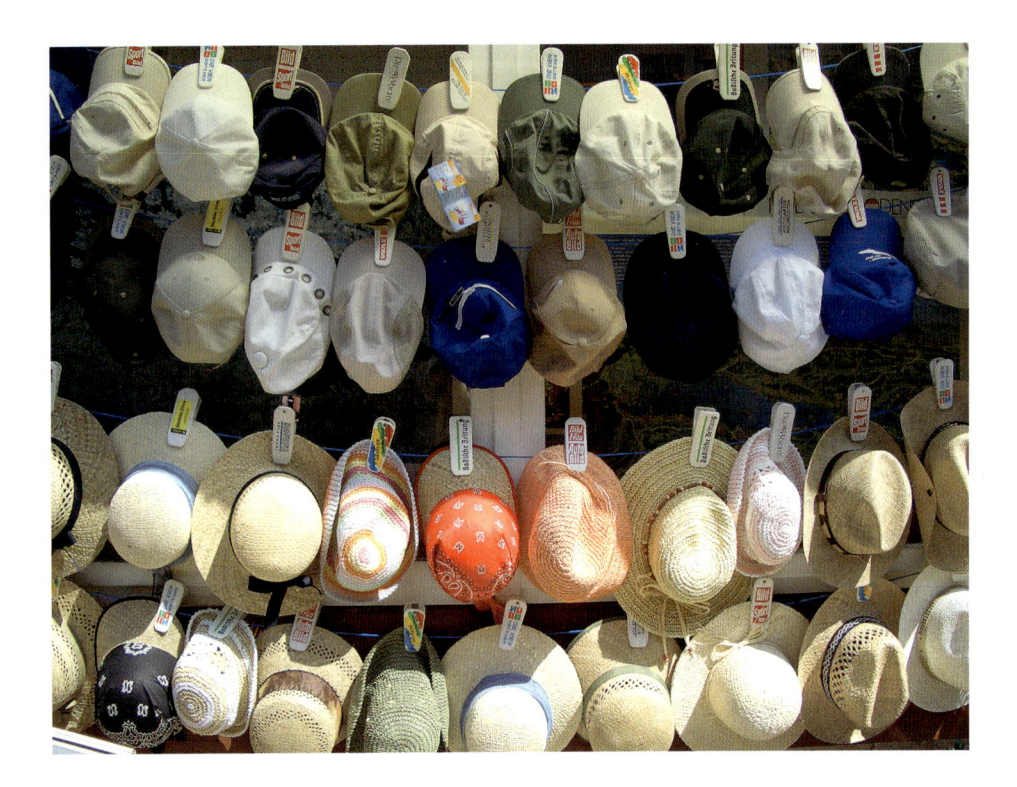

Material: Keines.

Ausstellungskatalog

Das Spiel findet in einem Bereich mit etlichen Geschäften bzw. Schaufenstern statt. Es geht um Fantasie.

Die TN bilden Kleingruppen, die für eine festgelegte Zeit, zum Beispiel fünf Minuten, in einem begrenzten Bereich ausschwärmen. Im Vorbeigehen betrachten sie die Dekorationen in unterschiedlichen Schaufenstern. Dabei stellen sie sich vor, es handele sich um eine Kunstausstellung, für die sie einen Katalog erstellen sollen.

Jedes Schaufenster ist ein Kunstwerk, für das ein Titel gefunden werden muss. Jede Gruppe wählt drei Schaufenster aus, für die sie interessante Titel erfindet. Bei einem anschließenden kurzen Rundgang stellen die Gruppen gegenseitig ihre Ideen vor.

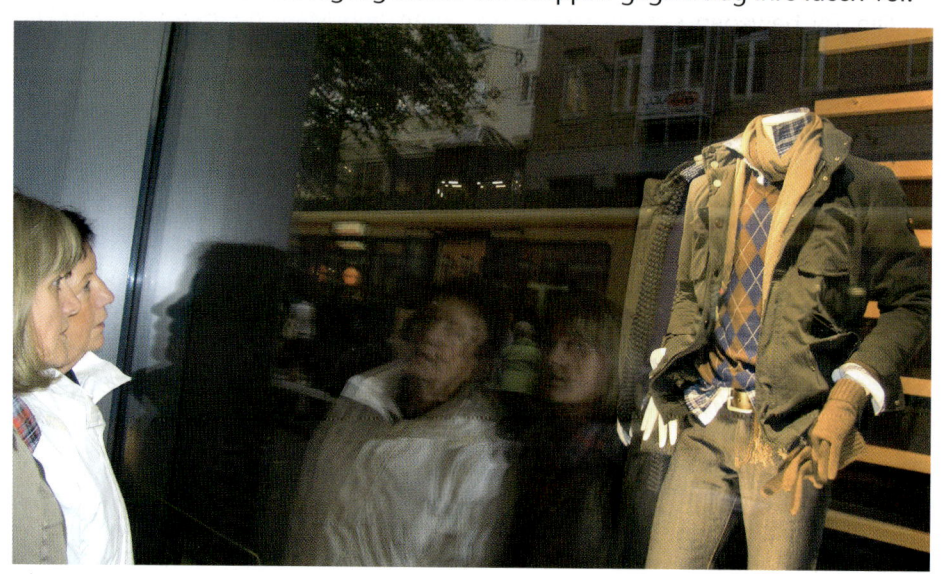

Material: Keines

3.2.21 Markttag

Beim Besuch auf dem Wochenmarkt muss es nicht immer ums Einkaufen gehen. Der Markt bietet auch ein interessantes Umfeld zum Brainwalken.

Obstsorten

Die Übung findet in der Fortbewegung statt. Es geht um die visuelle Wahrnehmung, um die Informationsverarbeitung und um das Gedächtnis.

Die TN stellen in einem schnellen Rundgang über den Markt in einem festgelegten Zeitraum, zum Beispiel fünf Minuten, fest, wie viele und welche Obstsorten angeboten werden. Danach kommen alle wieder zusammen und berichten, was sie gefunden haben.

Material: Keines.

KOPFTRAINING ZU FUSS

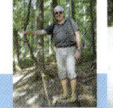

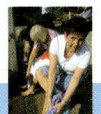

Marktalphabet

Die Übung findet in der Fortbewegung statt. Es geht um das Arbeitsgedächtnis.

Die TN bewegen sich zu Paaren zwischen den Marktständen und erstellen dabei ihr persönliches Marktalphabet von Ananas bis Zitrone. Sie laufen in alphabetischer Reihenfolge die Waren an und dürfen dabei keinen Buchstaben überspringen (X und Y entfallen). Wer bei A wie **A**pfel beginnt, an diesem Stand aber nichts mit B finden kann, muss weitergehen bis zum nächsten Stand, an dem es vielleicht **B**ohnen und **C**hicorée gibt.

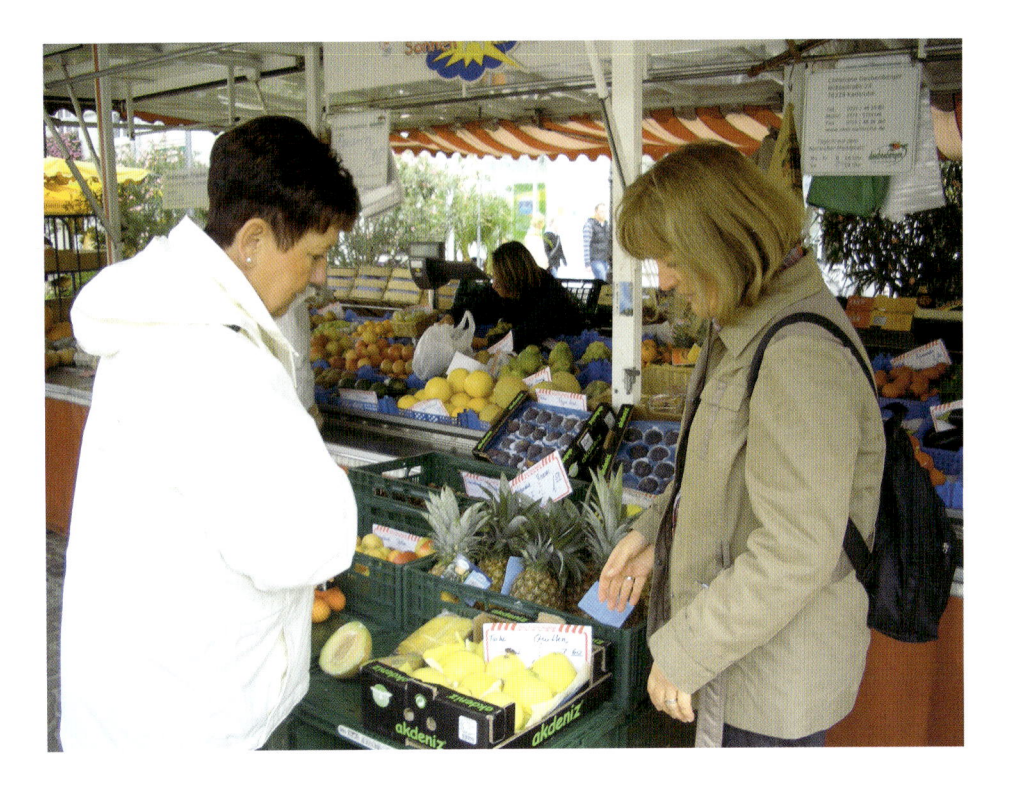

Material: Keines.

Apfelprobe

Die Übung findet an einem Obststand statt und ist zuvor mit den Standbetreibern abgesprochen. Es geht um die gustatorische und olfaktorische Wahrnehmung (Schmecken und Riechen).

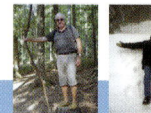

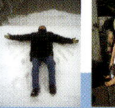

BRAINWALKING

Verschiedene Apfelsorten werden verkostet. Dazu sind die Früchte in kleine Spalten aufgeschnitten. Die TN beschreiben den Geschmack und die Konsistenz des Fruchtfleischs, versuchen, Unterschiede herauszufinden. Wer schafft es, eine bestimmte Sorte blind wiederzuerkennen?

Material: Probieräpfel, gegebenenfalls ein Taschenmesser und Küchentücher.

Feine Nasen

Die Übung findet an einem Gewürzstand statt und ist zuvor mit den Standbetreibern abgesprochen. Es geht um die olfaktorische Wahrnehmung (Riechen) und um das Gedächtnis.

Die TN suchen sich jeder 3-5 möglichst fremde Gewürze aus und schnuppern daran. Sie versuchen, sich die exotischen Namen der Gewürze zu merken und das Aroma abzuspeichern.

Nach einer aktiven Pause, das heißt dem Beschäftigen mit anderen Aufgaben, kehren alle zurück an den Gewürzstand. Wer erinnert sich noch an die eingespeicherten Gewürznamen? Wer erkennt sie noch am Geruch?

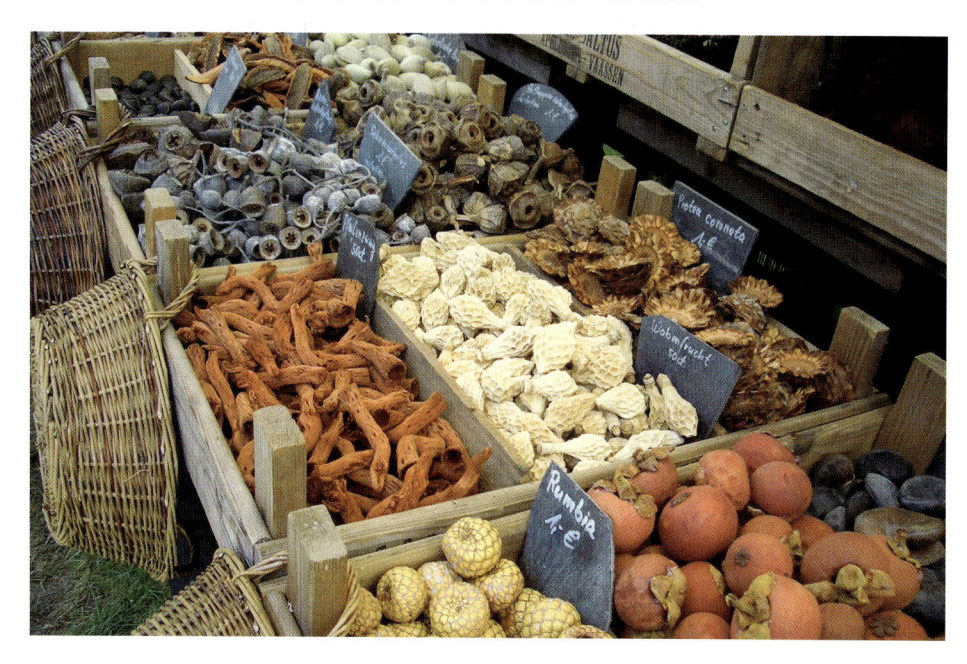

Material: Keines.

KOPFTRAINING ZU FUSS

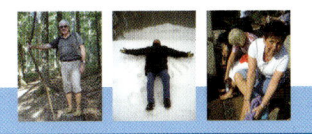

Gemüsepfanne

Die Übung findet am Platz statt. Es geht um die Merkspanne.

Die TN bilden Paare. Diese bereiten in Gedanken mehrere Gemüsepfannen zu. Dazu nennt A im Sekundentakt fünf Zutaten, zum Beispiel: Bohnen – Tomaten – Zwiebeln – Kartoffeln – Mais. B hört zu und wiederholt sofort anschließend die Sorten in gleicher Reihenfolge. Dann wird gewechselt. Wer fünf Sorten problemlos wiederholen kann, probiert es mit sechs. Jedes Paar macht 5-6 Durchgänge.

Material: Keines.

Redewendungen

Die Übung findet in der Fortbewegung statt. Es geht ums Assoziieren, um Kreativität.

Die TN finden bei einem Rundgang in Kleingruppen zu je 3-4 Personen Redewendungen, die mit auf dem Markt angebotenen Produkten und dem Ambiente zu tun haben, zum Beispiel: das Gelbe vom Ei; Tomaten auf den Augen; Bohnen in den Ohren; das Salz in der Suppe usw. Am Ende tragen alle ihre Ergebnisse vor.

Material: Keines.

Marktschreier

Die Übung findet am Platz statt. Es geht um Kreativität, Wortgewandtheit und um darstellerische Fähigkeiten.

Die TN bilden Kleingruppen zu je 3-4 Personen. Jede Gruppe zieht einen Zettel, auf dem ein Produkt steht, zum Beispiel: Aal, Bürsten oder Holzofenbrot. Nach kurzer Vorbereitungszeit präsentiert jede Gruppe ihr Produkt wortreich und versucht, imaginäre Käufer zu gewinnen. Welche Gruppe liefert die kreativste Vorstellung?

Material: Vorbereitete Zettel mit Produkten.

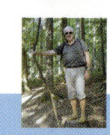

Laufzettel

Die Übung findet in der Fortbewegung statt. Es geht um räumliches Denken.

Die TN bilden Paare oder Kleingruppen. Jede Gruppe macht sich auf den Weg, um den gesamten Marktplatz (bei einem großen Markt nur einen Teilbereich) einmal abzulaufen. Anschließend, nachdem sie sich die Übersicht verschafft haben, zeichnen alle einen Plan auf. Am Ende sollte daraus zu ersehen sein, welcher Stand sich wo befindet – der Gewürzstand neben dem Käsewagen, gefolgt vom Bio-Obst usw. Zur anschließenden Kontrolle werden die Pläne am Ende ausgetauscht. Dann geht jede Gruppe den Plan einer anderen Gruppe ab und überprüft, ob alles stimmt.

Material: Je Paar oder Kleingruppe Papier, Stifte und Schreibbrett.

3.2.22 Stationen

Ähnlich aufgebaut wie ein Circuittraining, lässt sich auch Brainwalking organisieren. Günstig ist dafür ein Parkgelände, ein Pausenhof oder Ähnliches. So hat die GL alle TN an den Stationen im Blick. Außerdem können die TN sich verteilen und an unterschiedlichen Stationen beginnen. Dadurch ist der Ablauf zügiger.

Sind – zum Beispiel bei einer Sonderveranstaltung – genügend Helfer vorhanden, kann die Tour auf einem Rundweg geplant werden. Dann sollte an jeder Station mindestens ein Helfer anwesend sein.

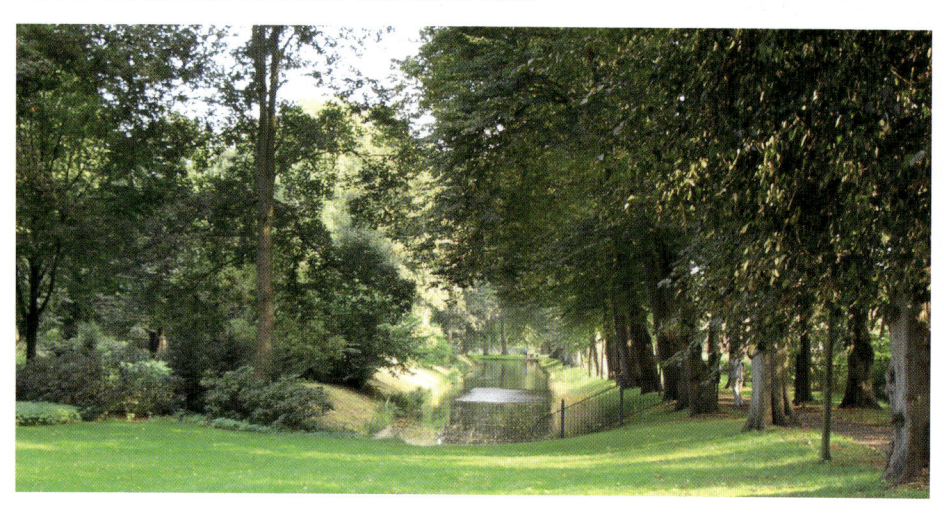

KOPFTRAINING ZU FUSS

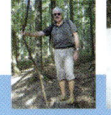

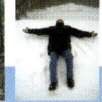

Die Anzahl der Stationen ist beliebig. Es sollten aber, je nach geplanter Dauer des Parcours, nicht weniger als fünf und nicht mehr als 10 Stationen sein. Abhängig von der geplanten Strecke und der Witterung ist manchmal eine Getränke- und/oder Verpflegungsstation zusätzlich sinnvoll.

Die TN gehen oder laufen einzeln, zu Paaren oder in Kleingruppen von Station zu Station.

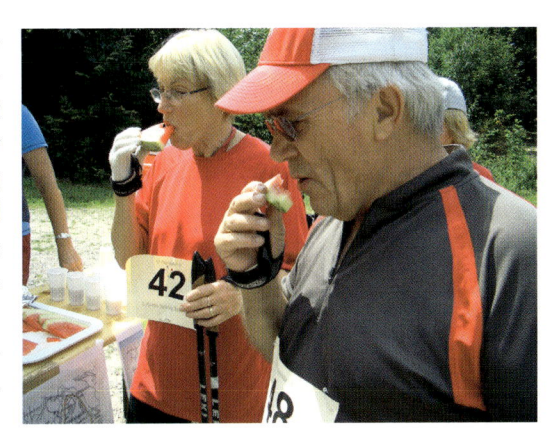

Bei Bedarf kann ein Laufzettel erstellt werden, auf dem Ergebnisse einzutragen sind. Oft macht jedoch allein das Absolvieren des Parcours Spaß, und es besteht keine Notwendigkeit, eine Auswertung mit Punkten vorzunehmen. Je nach Anlass und Gruppe muss die GL entscheiden, ob mit oder ohne Punktwertung vorgegangen werden soll.

Nachfolgend werden lediglich Beispiele aufgeführt. Aufgaben und ihre Reihenfolge können völlig anders gestaltet werden.

Station 1

Hier geht es um die Informations-Verarbeitungs-Geschwindigkeit. In einem kurzen Zeitungstext, zum Beispiel einem Artikel über das Walken aus der letzten Vereinszeitschrift, sollen die TN alle Doppelbuchstaben streichen. Am Ende wird die Gesamtzahl der Markierungen gezählt.

Aufgabenbeschreibung zum Zeitungsartikel:
Streichen Sie im Artikel alle Doppelbuchstaben. Immer wenn zwei gleiche Buchstaben hintereinander auftauchen – auch in verschiedenen Wörtern –, so sind diese zu markieren.
Beispiel:
Gehen Sie den Text schne**ll** durch. Heut**e e**rledigen Sie diese Übung auf dem Arbeitsbla**tt**, demnächst in einer alten Zeitung.

Material: Je TN ein Arbeitsblatt mit Zeitungstext und Aufgabenbeschreibung, Stifte, Schreibbretter.

BRAINWALKING

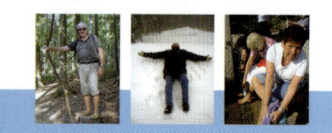

Station 2

Hier bringen die TN sich zunächst mit einer Bewegungsübung in Schwung. In einer Minute möglichst häufig durch einen Gymnastikreifen klettern. Alternativ können Seildurchschläge pro Minute gezählt werden.

Anschließend sind Arbeitsgedächtnis und Wortfindung gefragt, wenn bei einem sogenannten *Boggle* möglichst viele Wörter gefunden werden sollen. Boggles können Sie leicht selbst erstellen, indem Sie 16 Buchstaben in beliebiger Kombination in ein Quadrat mit 4 x 4 Kästchen eintragen. Günstig ist, beim Eintragen bereits die Buchstaben eines langen Wortes so zu verteilen, dass es den Regeln entspricht. Dann ergeben sich weitere Kombinationen von allein.

Bei einer Punktwertung zählt jedes richtige Wort einen Punkt.

> *Hier sind Wörter versteckt. Suchen Sie, indem Sie waagerecht, senkrecht oder diagonal Buchstaben verbinden! Es dürfen nur solche verbunden werden, deren Kästchen sich berühren. Keine Kästchen überspringen! Nicht denselben Buchstaben in einem Wort zwei- oder mehrfach benutzen. Beispiel: FERNE.*

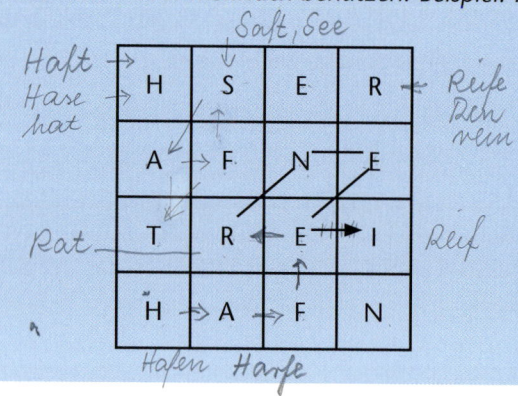

	H	S	E	R
	A	F	N	E
	T	R	E	I
	H	A	F	N

Haft, Hase, hat, Saft, See, Reife, Reh, rein, Rat, Reif, Hafen, Harfe

Material:

- Gymnastikreifen oder Seil(e).
- Eine große Tafel mit dem Boggle oder je TN ein Arbeitsblatt, Stifte, Schreibbretter.

KOPFTRAINING ZU FUSS

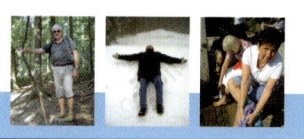

Station 3

Hier stehen zunächst die Geschicklichkeit und die Auge-Hand-Koordination im Mittelpunkt.

Die TN balancieren über einen Baumstamm, eine gemalte Linie oder ein ausgelegtes Seil. Dabei halten sie bei ausgestrecktem Arm ein Stück Baumrinde wie ein Tablett in der Hand und tragen darauf etwas Kullerndes, zum Beispiel einige Eicheln, Kastanien, Nüsse oder einen Ball. In der Mitte der Strecke wird von einer Hand in die andere übergeben, sodass sowohl der bevorzugte Arm als auch die ungewohnte Seite zum Einsatz kommen.

Bei Punktwertung gibt es für eine erfolgreich absolvierte Strecke fünf Punkte. Für Fehltritte oder herabfallende Gegenstände jeweils einen Punkt Abzug.

Danach soll als räumlich-konstruktive Aufgabe ein Puzzle zusammengesetzt werden. Dazu wird entweder ein handelsübliches Puzzle mit wenigen Teilen eingesetzt, das schnell zu komplettieren ist oder ein Kalenderblatt, ein Poster oder eine Postkarte zerschnitten.

Für die Punktwertung wird jedes richtig gelegte Puzzleteil mit einem Punkt bewertet.

Material: Baumstamm und Naturmaterial zum Transportieren; Puzzle.

Station 4

Hier sind die taktile Wahrnehmung und das Arbeitsgedächtnis gefragt. Verschiedene Tastbeutel oder -kästen liegen aus. In jedem Beutel bzw. in jedem Kasten sind Holz- oder Plastikbuchstaben enthalten, aus denen sich jeweils ein Wort bilden lässt, zum Beispiel ein Beutel mit den Buchstaben W, A, L, D, ein weiterer mit P, I, L, Z usw. Die TN befühlen den Inhalt und sollen erstens die Buchstaben erkennen und zweitens nach Möglichkeit aus jeder Einheit ein Wort bilden.

Bei einer Punktwertung ergibt jeder richtig ertastete Buchstabe einen Punkt. Für jedes richtige Wort gibt es weitere fünf Punkte.

Material: Tastsäckchen oder -kästen.

BRAINWALKING

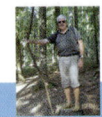

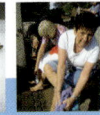

Station 5

Hier kommen die Füße zum Einsatz. Es geht wieder um die taktile Wahrnehmung und um die Merkspanne. Auf dem Boden wird eine Reihe von 5-6 unterschiedlichen Materialien als kurzer Parcours ausgelegt. Falls die natürliche Umgebung nicht die benötigte Vielfalt bietet, können mehrere Gemüsekisten aneinandergereiht und mit verschiedenen Materialien befüllt werden, zum Beispiel Rindenmulch, Kieselsteine, Blätter, Sand, Grassoden, Moos usw. Bei TN mit Gangunsicherheiten ist es günstig, den Parcours nahe an einer Mauer oder an einem Geländer oder zwischen zwei Stuhlreihen, die jeweils mit den Rückenlehnen zur Mitte stehen, aufzubauen, damit sie sich dort halten können. Ist das nicht möglich, sollte ein anderer TN mit Handfassung Unterstützung geben.

Die TN gehen mit Blick geradeaus 1 x zügig über den Parcours. Direkt im Anschluss wenden sich die TN vom Parcours ab und nennen die erkannten Materialien, möglichst in der richtigen Reihenfolge. Für jedes richtig benannte Material gibt es einen Punkt, steht es an der richtigen Position, einen weiteren.

Es folgt ein zweiter, dieses Mal längerer Gang über die verschiedenen Untergründe, die jetzt ausgiebig erfühlt und betrachtet werden dürfen.

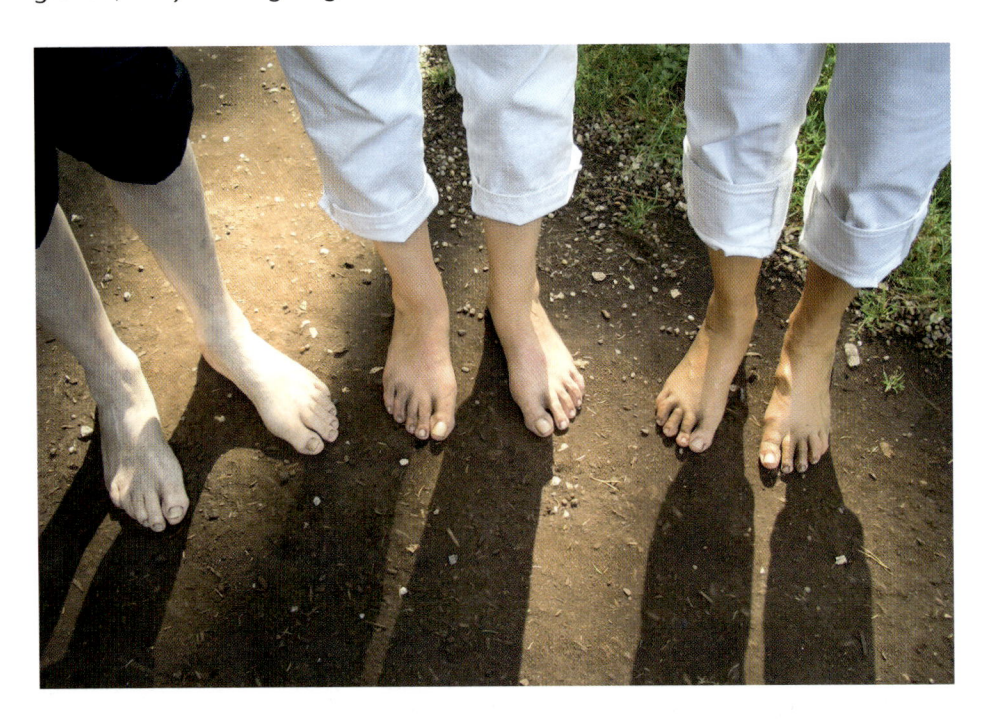

Material: Naturmaterialien, eventuell in Gemüse- oder Obstkisten.

KOPFTRAINING ZU FUSS

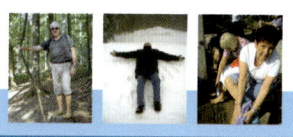

Station 6

Hier geht es zuerst um die Auge-Hand-Koordination und um Antizipation. Anschließend sind akustische Wahrnehmung und das Arbeitsgedächtnis gefragt.

Eine gespannte Schnur oder ein weit ausladender Ast bilden ein Wurfhindernis, über das die TN werfen sollen. Ein Gegenstand aus der Natur, wie eine Kastanie, eine Nuss oder Ähnliches (alternativ ein Ball), wird jeweils auf einer Seite des Hindernisses in die Höhe geworfen und von derselben Person auf der anderen Seite aufgefangen. Je TN gibt es 20 Versuche. Jeder Fang zählt einen Punkt.

Schachteln oder Kunststoffdosen sind mit Gegenständen aus der Natur gefüllt: kleine Steinchen, Sand, Wasser, Tannennadeln, trockne Blätter usw. Jeweils zwei Gefäße haben den gleichen Inhalt. Die TN sollen durch Schütteln anhand der Geräusche die Paare finden. Für jedes richtige Paar gibt es zwei Punkte.

Material: Lange Schnur, Schachteln und Dosen. Schwieriger wird es, wenn die Dosen unterschiedlich aussehen. Allerdings sollten immer nur Pappschachteln oder nur Plastikdosen für ein Paar verwendet werden, da gleiche Materialien in den Gefäßen unterschiedliche Geräusche erzeugen.

Station 7

Hier sind zunächst Kreativität und Geschicklichkeit gefragt, später logisches Denken.

Für die erste Aufgabe wird eine begrenzte Strecke markiert, zum Beispiel 5 m. Über diese Entfernung muss ein Gegenstand aus der Natur (ein Stein, ein Zapfen, ein Holzstück oder Ähnliches) transportiert werden. Dabei darf niemand das Objekt mit Händen oder Füßen berühren. Was fällt den TN ein? Schieben, treiben, tragen … mit Hilfsmittel aus der Umgebung? Kommt das Objekt den Regeln entsprechend am Ziel an, gibt es fünf Punkte.

Die zweite Aufgabe ist, ein Sudoku zu lösen. Dazu muss vor dem Start für alle klar sein, was ein Sudoku ist und welche Regeln dabei zu befolgen sind: Jede Zahl darf pro Reihe, pro Spalte und pro Innenquadrat jeweils nur 1x vorkommen. Abhängig von den Vorkenntnissen der TN, kann ein Vierer-, ein Sechser- oder ein reguläres Sudoku mit 9x9 Kästchen gewählt werden. In jedem Fall sollte es eine einfache Version sein, damit der Aufenthalt an dieser Station nicht zu lange dauert.

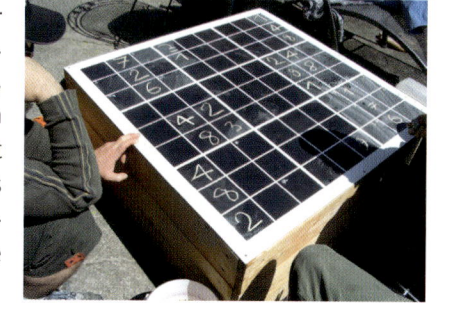

BRAINWALKING

Material: Ein Gegenstand aus der Natur, je TN ein Arbeitsblatt mit Sudoku, Stifte.

Anmerkung: Freiluft-Sudokus wie hier im Bild, sind nur gelegentlich in Parks vorhanden. Deshalb muss für diese Station in der Regel die Alternative mit einem Arbeitsblatt oder einer großen, extra aufgestellten Tafel gewählt werden. Vorlagen für Sudokus sind in Zeitungen und Zeitschriften sowie im Internet kostenfrei zu finden, u. a. unter www.sudoku-puzzles.net in frei wählbaren Größen (4 x 4 bis 16 x 16) und Schwierigkeitsgraden mit Lösungen.

3.2.23 Brainriding – Denktour auf dem Rad

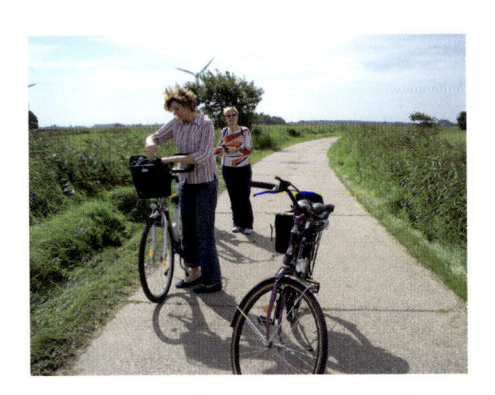

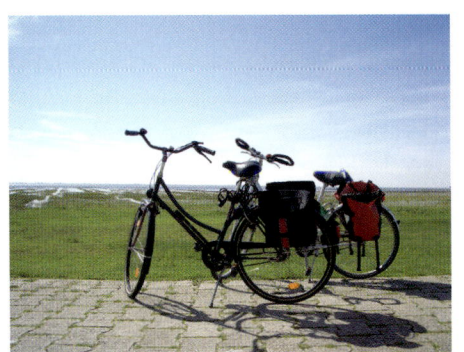

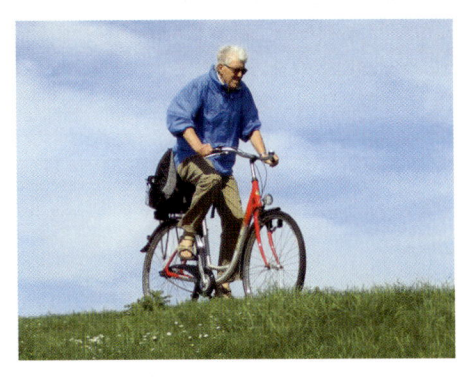

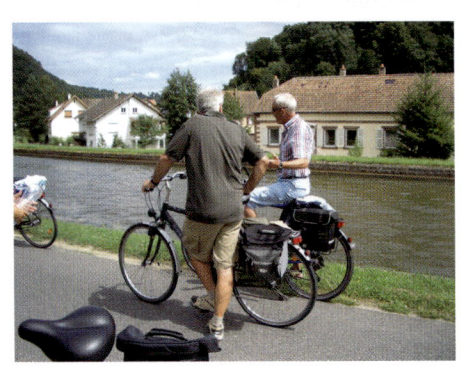

Brainwalking ist inzwischen ein etablierter Begriff. Erstaunlich, aber es gibt anscheinend bisher noch kein *Brainriding*. Dabei ist Radfahren ebenso ein Ausdauertraining, das sich mit koordinativen Übungen und Denkaufgaben verknüpfen lässt. Bewegen Sie sich doch einfach mal auf zwei Rädern fort anstatt auf zwei

KOPFTRAINING ZU FUSS

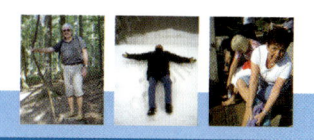

Beinen! Der Aktionsradius wird größer. Das Tempo ist gemäßigt, die Strecke möglichst eben, Anstiege sind bestenfalls zwischendurch für kurze Zeit vorhanden, damit noch genügend Potenzial für geistige Tätigkeit bleibt. Es sollte auf Rad-, Feld- und Wirtschaftswegen gefahren werden, abseits vom Verkehr, damit Kommunikation während der Fahrt problemlos möglich ist.

Ansonsten gibt es kaum Unterschiede zum Brainwalking. Sie können viele Spiele und Übungen einfach übertragen. Lediglich die Stopps für die aktiven Pausen sind etwas genauer zu planen und nicht immer so häufig und so spontan einzubauen wie zu Fuß. Laden Sie doch Ihre Gruppe einmal ein zu einem Brainriding als besondere Veranstaltung! Diese etwas andere Radtour ist außerdem ein attraktives Angebot für Vereinsfeste, Spielnachmittage usw.

Auf die speziellen Erfordernisse bei einer Radtour, zum Beispiel hinsichtlich der Mitnahme von Flickzeug usw., wird hier nicht eingegangen.

Eine ähnliche Trainingsmöglichkeit ergibt sich für Menschen, die gern mit Inlinern unterwegs sind.

Rad finden

Die Übung findet während der Fahrt statt. Es geht um das Arbeitsgedächtnis und um Wortfindung.

Einzeln – oder bei langsamer Fahrt zu zweit – sollen die TN Wörter finden, in denen die drei Buchstaben R, A und D in dieser Reihenfolge, aber nicht zwingend direkt hintereinander, vorkommen. Bei einem Stopp werden die Begriffe zusammengetragen und gegebenenfalls aufgeschrieben.

Beispiele: **Rad**iergummi, ge**rad**e, Pa**rad**e, Ve**rlad**ehafen usw.

Material: Eventuell Papier und Stifte.

Hindernisparcours

Die Übung findet auf einem abgesteckten Parcours statt. Die Strecke stellt besondere Anforderungen an die Koordination.

Es muss über unterschiedlichen Untergrund gefahren werden: Asphalt, Gras, Sand, Matsch, Kies, ein langes Brett, Slalom um aufgestellte Kegel oder Flaschen, unter herabhängenden Ästen hindurch usw. Wer schafft es, ohne zwischendurch abzusteigen?

Material: Hindernisse.

BRAINWALKING

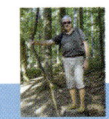

Rollstaffel

Das Spiel findet auf einem abgesteckten Parcours statt. Es geht um Geschicklichkeit.

Die TN bilden zwei Mannschaften. Es wird eine Strecke von ca. 10 m mit je einer Start- und Zielmarkierung festgelegt. Über diese Entfernung sollen beide Mannschaften jeweils einen Gegenstand – ein Stück Holz, einen Ball oder Ähnliches – mithilfe eines Stocks vom Rad aus schieben. Ein TN beginnt, schiebt ein Stück, bricht dann ab und übergibt fahrend den Stock an den nächsten TN, der dann sein Glück versucht. Welche Mannschaft bugsiert ihren Gegenstand zuerst über die Ziellinie?

Material: Ein Gegenstand (Holzklotz, Ball o. Ä.), zwei lange Stöcke zum Schieben.

Kühe und Schafe

Die Übung findet unterwegs statt. Es geht um die visuelle Wahrnehmung, geteilte Aufmerksamkeit und um die Informationsverarbeitung.

Die TN sollen auf einem begrenzten Wegstück gleichzeitig zählen, wie viele Kühe und wie viele Schafe sie sehen. Da die Zählobjekte sich auf der Weide oder dem Deich bewegen, müssen alle gut aufpassen, um kein Tier doppelt zu zählen. Am Ende wird verglichen. Haben alle mindestens annähernd gleiche Mengen?

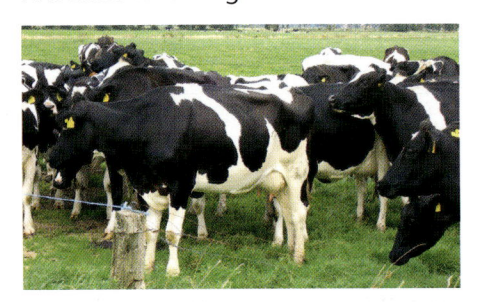

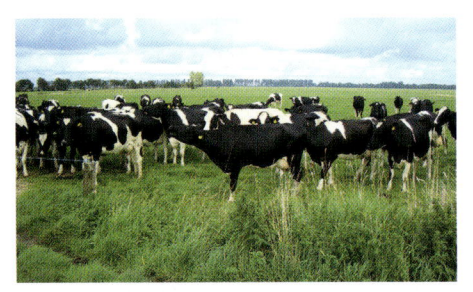

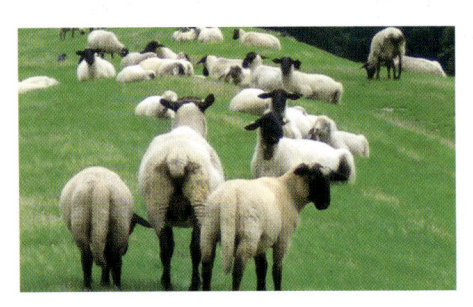

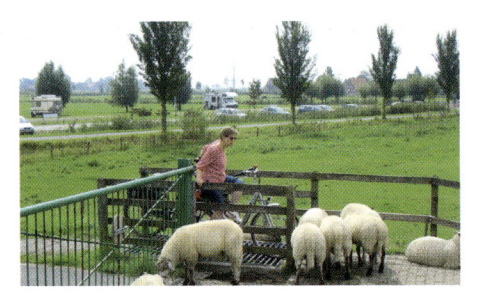

Material: Keines.

KOPFTRAINING ZU FUSS

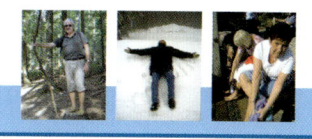

Werkzeugtasche

Die Übung findet in einer Pause statt. Es geht um die Merkspanne.

Die TN bilden Paare. Jedes Team sollte eine kleine Werkzeugtasche dabeihaben. Diese wird zunächst ausgepackt und der Inhalt untersucht und besprochen. Wofür ist der Schlüssel? Wie wird der Gummiring eingesetzt? usw.

Anschließend legt A aus fünf Gegenständen eine Reihe, während B sich abgewendet hat. Auf ein Signal von A hin dreht B sich um, betrachtet die Dinge etwa fünf Sekunden lang. Danach bringt A blitzschnell die Werkzeuge durcheinander, und B soll sie wieder in die richtige Reihenfolge legen.

Material: Je Paar eine Werkzeugtasche.

Abschleppseil

Die Übung findet beim Stopp an einer Wiese statt. Es geht um die Feinmotorik.

Die TN sollen – zu Paaren oder in Kleingruppen – sich vorstellen, sie brauchten ein Abschleppseil, um mit ihren Rädern etwas aus dem Morast zu ziehen. Dazu sollen sie ein stabiles Stück Schnur von mindestens 40 cm Länge aus Gras flechten.

Material: Gras, ein Maßband.

Fingerfertig

Die Übung findet während der Fahrt statt. Es geht um die Feinmotorik, die Informationsverarbeitung und um die Merkspanne.

Es wird einhändig gefahren – natürlich nur auf Wegen, die das zulassen! Mit der freien Hand, mal rechts, mal links, werden Fingerübungen ausgeführt. Das bringt die Hirndurchblutung in Schwung!
- Mit den Fingern nacheinander den Daumen antippen, vom Zeigefinger bis zum kleinen Finger und zurück, mehrmals schnell nacheinander.
- Wie oben, aber Finger von 1-4 nummerieren und auf Zuruf der GL oder des Partners, der nebenan fährt, den entsprechenden Finger zum Daumen bringen.
- Wie oben, aber es wird zuerst eine Zahlenfolge genannt, erst dann sollen die entsprechenden Finger ausgestreckt werden.
- Finger nacheinander kurz ausstrecken und wieder einziehen.

BRAINWALKING

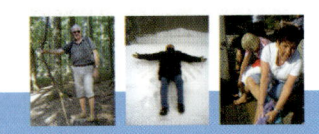

- Finger einzeln nacheinander ausstrecken, sodass zuerst eine gerade Linie mit dem Handrücken entsteht, anschließend die vorderen zwei Fingerglieder einziehen und rechtwinklig zum Handrücken ausstrecken.
- Finger nacheinander abspreizen, sodass an unterschiedlichen Stellen der Hand jeweils ein V entsteht: nur den Daumen – Daumen und Zeigefinger – Daumen, Zeigefinger und Mittelfinger – kleiner Finger; gleiche Folge rückwärts.
- Faust bilden, wechselweise Daumen innen und außen liegend.

Ähnliche Übungen lassen sich beidhändig ausführen, während die TN Kontakt mit der Lenkstange behalten. Dann können die Vorgaben auch gegengleich ausgeführt werden. Aber trotzdem auf den Weg achten!

Material: Keines.

Fotoshooting

Das Spiel findet unterwegs statt. Es geht um die visuelle Wahrnehmung und um das Arbeitsgedächtnis.

Die TN haben alle eine Digitalkamera dabei. Unterwegs soll jeder genau 26 Fotos machen, eins zu jedem Buchstaben des Alphabets. Die Motive können alle frei wählen. Ob sich jemand für Naturmotive entscheidet, für Gebäude oder Personen, das bleibt jedem überlassen. Ob für A eine Aster oder eine Arztpraxis, für K eine Kuh oder ein Käfer, für M eine Mühle oder ein Museum steht, entscheidet jeder selbst. Witziges ist erlaubt und erwünscht. Einzige Vorgabe: Es dürfen nicht mehr als 26 Motive und kein Buchstabe darf doppelt sein. So müssen alle im Kopf behalten, welche Buchstaben sie schon abgearbeitet haben und für welche sie noch ein Motiv benötigen.

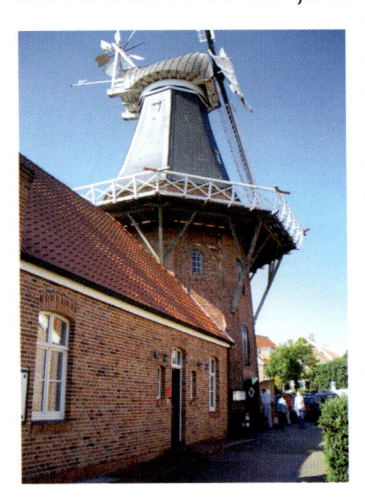

Die Ergebnisse können am Ende besprochen und bei einer anderen Gelegenheit – entsprechend aufbereitet – per Beamer präsentiert werden.

Material: Je TN eine Digitalkamera.

KOPFTRAINING ZU FUSS

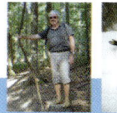

Rund ums Rad (Wortsammlung)

Die Übung findet unterwegs statt. Es geht um Wortfindung und um das Gedächtnis.

Die TN überlegen während der Fahrt, was alles zum Fahrrad gehört und sammeln möglichst viele Begriffe von Lenkstange über Pedal bis zum Sattel. Wer schafft die meisten? Zum Beweis der geschafften Anzahl soll am Ende jeder einzeln die gefundenen Wörter aufschreiben. Erst dann wird verglichen. Für die Anzahl werden Punkte vergeben. Sonderpunkte gibt es für jeden Begriff, der bei keinem anderen TN vorkommt.

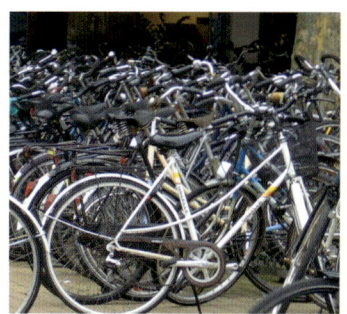

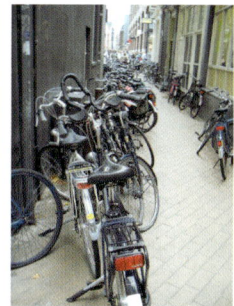

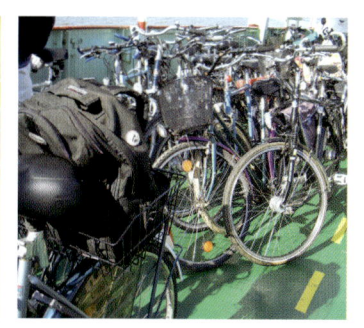

Material: Papier und Stifte für alle TN.

4

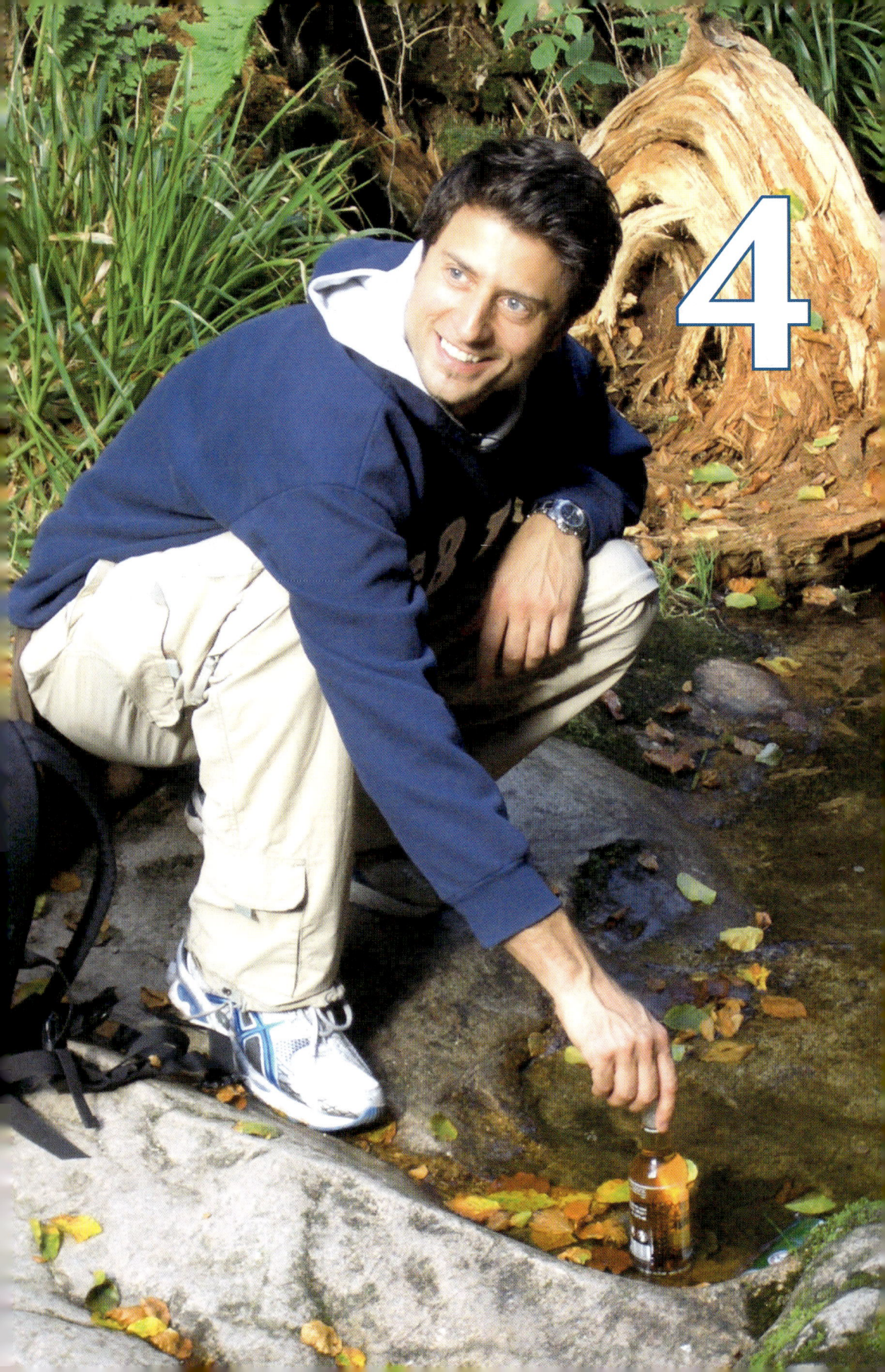

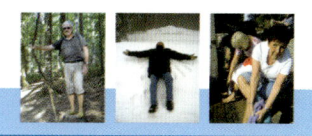

4 ORGANISIEREN UND VORBEREITEN

Klar, Brainwalking lässt sich spontan durchführen. Doch dafür braucht es erstens viel Erfahrung und zweitens kommen auch routinierte Brainwalker um ein wenig Organisation und Vorbereitung nicht herum, wenn sie für eine Gruppe verantwortlich sind. In diesem Kapitel erfahren Sie alles, was Sie an Hintergrundwissen für die Planung und Durchführung von Brainwalking benötigen.

4.1 Die Anbieter

Wer sich für Brainwalking als Teilnehmer interessiert, muss die Augen offen halten. Noch ist die Verbreitung nicht flächendeckend. Dennoch besteht in Nord und Süd, Ost und West, in der Stadt wie auf dem Land die Chance, fündig zu werden. Träger sind Organisationen unterschiedlicher Prägung und Einzelpersonen.

Turn- und Sportvereine sind allerorts kompetente Anbieter von Walking und Nordic Walking. Brainwalking ist hier bisher meist nur als Sonderveranstaltung bei speziellen Anlässen zu finden – in Verbindung mit Festen, mit einem Tag der offenen Tür, einem Gesundheitsforum usw. Ein regelmäßiges Brainwalking-Angebot ist da bisher eher selten. Doch steigende Nachfrage wird sicherlich in Zukunft für eine Ausweitung sorgen, denn bei ÜL-Fortbildungen und Kongressen ist Brainwalking ein gefragtes Thema. Und wer die Möglichkeiten als ÜL an sich selbst erfahren hat, wird sie bald für die eigenen Gruppen nutzen wollen.

Rehaeinrichtungen, Kliniken und Kurverwaltungen bieten oft regelmäßige Touren zu festen Zeiten von gleichbleibenden Startpunkten. Etliche Volkshochschulen haben Brainwalking in ihrem Kursprogramm, und bei Krankenkassen gehört es häufig zu den Aktivitäten bei besonderen Veranstaltungen. Gesundheits- und Verbrauchermessen geben Gelegenheiten zum einmaligen Kennenlernen. Kneippvereine und andere gesundheitsorientierte Träger nehmen es ebenso in ihre Programme auf wie Jugend- und Seniorenbildungseinrichtungen.

Außerdem finden sich zahlreiche Einzelanbieter – Gedächtnis- und Gehirntrainer, ÜL und häufig Personen, die über Qualifikationen in beiden Bereichen verfügen. Sie arbeiten freiberuflich und laden ein zu regelmäßigen Treffs (ähnlich wie die bekannten Lauftreffs), zu Kursen mit begrenzter Anzahl von Veranstaltungen oder einmaligen Aktionen. Viele davon stehen auf Anfrage bereit für Brainwalking-Aktivitäten bei Betriebsfeiern, Kindergeburtstagen, Familientreffen usw.

Wer als Einzelanbieter einfach anfangen möchte, sollte sich auf jeden Fall zuvor beraten lassen und Steuer- und Versicherungsfragen klären. Damit lassen sich böse Überraschungen vermeiden.

Abhängig von Träger und Veranstaltungsart, werden Kosten entweder als Kursgebühren vereinnahmt oder – relativ häufig – von Mal zu Mal eingesammelt. So sind oft nur die tatsächlich in Anspruch genommenen Termine zu bezahlen. Manche Anbieter arbeiten mit Mehrfachtickets, die bei jedem Besuch abgestempelt werden. Für Vereinsmitglieder ist die Teilnahme oft mit dem regulären Beitrag abgegolten.

4.2 Die Teilnehmerakquise

Relativ einfach ist es, wenn Sie bereits in anderen Bereichen Fuß gefasst haben, über einen festen Kreis von Aktiven verfügen. Gleichgültig, ob Sie eine Gymnastikgruppe leiten, spezielle Kurse im Gesundheitsbereich anbieten oder einen Namen als Gedächtnistrainer haben. In einer solchen Situation kann Brainwalking zum Beispiel als Ferienaktion, wenn die Hallen und Seminarräume geschlossen sind, Interesse wecken. Oder eine Wochenendveranstaltung für die ganze Familie als Sonderaktion lässt eventuelle Skepsis schwinden.

Wer bisher keine eigenen Gruppen leitet, nicht auf langjährige Anhänger als festen Stamm bauen kann, sucht sich am besten eine tragfähige Organisation – einen Verein, eine kommunale Einrichtung, eine gesundheitsorientierte Firma oder Ähnliches als Partner. Dann ist es meist leichter, ein neues Angebot bekannt zu machen und langfristig zu etablieren, als allein.

Um gezielte Öffentlichkeitsarbeit kommt niemand herum, der Brainwalking auf breiter Ebene verankern will. Flyer erstellen, Plakate gestalten, Anzeigen schalten, Infoveranstaltungen mit anschließender Presseberichterstattung durchführen usw. ist der eine Weg. Doch am besten ist es, Meinungsmacher durch eigenes Erleben zu überzeugen. Ein kostenloses Probierangebot kann im Schneeballsystem viele weitere Interessierte anlocken.

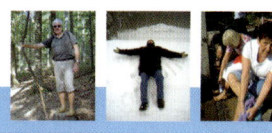

4.3 Die Gruppe

Grundsätzlich ist Brainwalking ein Angebot für alle Generationen und Menschen unterschiedlicher Fitness. Gruppenleiter müssen sich mit Streckenauswahl, Tempo und Veranstaltungsdauer auf die Zusammensetzung einstellen.

Eine homogene Gruppe ist eher selten. Menschen mit ähnlichem körperlichen und geistigen Leistungsniveau sind die Ausnahme. Damit kann nur gelegentlich in festen Gruppen gerechnet werden, die sich über lange Zeiträume regelmäßig treffen. In diesem Fall kennen Sie als Leiter Ihre Teilnehmer und wissen genau, was Sie ihnen zumuten können.

Handelt es sich um ein einmaliges Angebot oder um sporadische Treffen, ist die Zusammensetzung der Gruppe jedes Mal eine Überraschung. Meist ergibt sich eine bunte Mixtur. Da kommen Familien mit Kindern, junge und ältere Erwachsene ebenso wie Einzelpersonen, Junge und Alte, Männlein und Weiblein, sportliche Typen wie Bewegungsmuffel. Außerdem muss jeder Leiter damit rechnen, dass sich Menschen mit Mobilitätseinschränkungen einfinden, die für die Fortbewegung Hilfsmittel benötigen, wie Gehstöcke oder einen Rollator. Meist gern gesehene Begleiter sind Hunde, die gelegentlich mit auf die Tour genommen werden. Dass diese an der Leine geführt werden, sollte im Sinn der übrigen Brainwalker selbstverständlich sein.

Solange die vorgesehene Strecke über befestigte Wege führt, ist die unterschiedliche körperliche Fitness kein Problem, erfordert lediglich Flexibilität in der Zeitplanung. Sind allerdings anspruchsvolle Strecken mit Steigungen, schmalen und unebenen Wegen, Hindernissen und Querfeldeinaktivitäten geplant, sollte dies vorher für alle Beteiligten klar sein.

Deshalb ist es sinnvoll, bei der Ausschreibung konkrete Informationen über Streckenlänge und Wegbeschaffenheit sowie über die ungefähre Dauer der Veranstaltung zu geben. Dann können Interessenten selbst entscheiden, ob sie sich den Weg zutrauen.

Die meisten Brainwalking-Treffs sind jedoch in dieser Hinsicht völlig unproblematisch, finden sie doch auf befestigten Wanderwegen oder in Parks und Grünanlagen statt.

Die Personenzahl sollte nicht zu groß sein. Sprachliche Verständigung muss ohne Mikrofon oder andere Hilfsmittel erfolgen können. Deshalb ist eine Gruppengröße von 10-15 Personen ideal.

Größere Gruppen finden sich gelegentlich bei besonderen Veranstaltungen ein. Dann ist gute organisatorische Vorbereitung vonnöten. In solchen Situationen sollte mit Stationen, Laufzetteln mit entsprechenden Anweisungen und mehreren Helfern an den einzelnen Stationen gearbeitet werden.

Bei manchen Aktivitäten ist es sinnvoll, die Teilnehmenden zeitweise in Kleingruppen zu unterteilen.

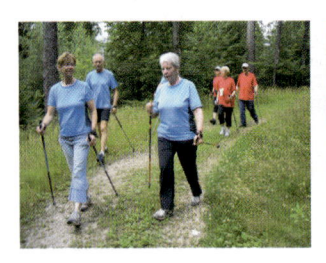

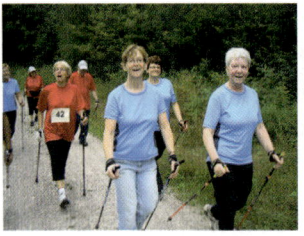

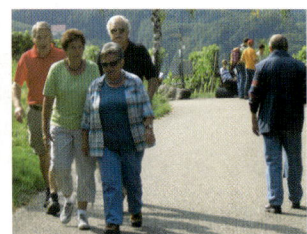

Einige Anbieter fordern von ihren Teilnehmern vorherige Anmeldung. Das ermöglicht zwar eine genaue Vorbereitung, ist aber für manche Interessierten eine Hemmschwelle. Wer in der Gruppenleitung erfahren ist – wenn auch vielleicht in anderen Bereichen –, wird eine unerwartet große Beteiligung bewältigen. Sind Sie allerdings völliger Neuling im Umgang mit Gruppen, dann ist vorherige Anmeldung sicher sinnvoll, damit Sie sich konkret vorbereiten können auf das, was auf Sie zukommt.

Selbstverständlich ist es grundsätzlich möglich, sich allein auf Brainwalking-Tour zu begeben. Zwar fehlen dann die Überraschungen, die die Übungen oft darstellen, und es kommt nicht, wie in der Gruppe, Spaß bei gemeinsamen Spielen zustande, aber manch einer bevorzugt es trotzdem, sich allein in der Natur auf den Weg zu machen und dabei geistig zu trainieren. Wer mehrmals an Gruppenangeboten teilgenommen hat und über ein gewisses Repertoire an Übungen zum geistigen Training verfügt, kann durchaus allein effektiv trainieren. Viele der in diesem Buch dargestellten Aktivitäten sind ohne Probleme allein durchführbar.

4.4 Das Material

Zur Grundausstattung beim Brainwalking gehört für die Leitungsperson in jedem Fall ein Rucksack oder eine Gürteltasche. So sind die Hände frei. Stöcke sind für die Teilnehmer durchaus möglich, aber für den Leiter eher hinderlich.

ORGANISIEREN UND VORBEREITEN

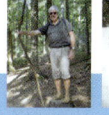

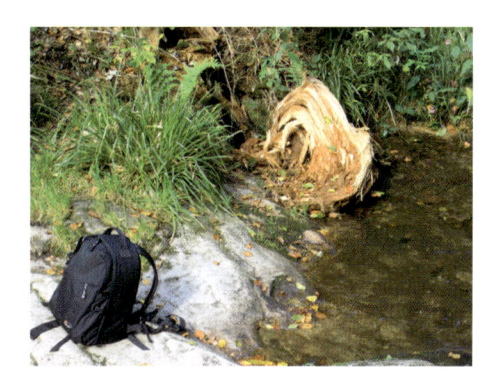

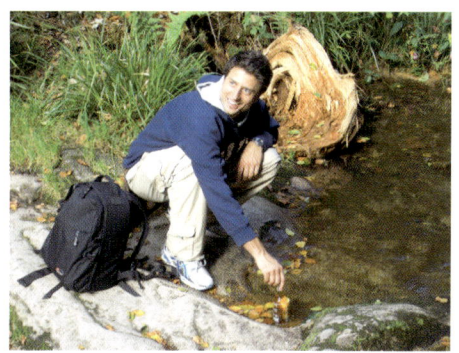

Das Gepäckstück sollte mindestens ein geladenes Handy und eine Pflasterbox enthalten. Abhängig von Gruppe und Gelände ist ein Erste-Hilfe-Kit sinnvoll. Papiertaschentücher haben zwar meist die Teilnehmer selbst dabei. Trotzdem sollte ein Päckchen in Reserve dabei sein. Bewährt hat sich auch ein Päckchen Traubenzucker, falls mal jemand in den Unterzucker fällt.

Außerdem ist – wenn das Gelände Ihnen nicht sehr vertraut ist – für alle Fälle eine Karte hilfreich. Die sollte zwar im Normalfall nicht zum Einsatz kommen, weil Sie ja die Strecke zuvor abgelaufen haben und deshalb kennen. Aber es könnte aus unvorhersehbaren Gründen vielleicht doch nötig werden, sich zu orientieren.

Wer Brainwalking regelmäßig anbietet, ist gut beraten, sich langfristig einen Fundus mit Material für Gehirntraining und Bewegungspausen anzulegen. Das wird zwar nicht immer benötigt. Oft gibt allein die Natur genügend Impulse. Aber auf Dauer ist ein Grundstock an Requisiten äußerst hilfreich. Besonders, wenn Sie neu mit dem Brainwalking beginnen, sind Materialien im Rucksack eine Beruhigung, denn mit ihnen lassen sich Aufgaben bereits im Vorfeld zu Hause genau planen.

Für die Bewegung können zum Beispiel Bälle, Seile oder Tücher den Rucksackinhalt bilden.

Hölzerne Buchstaben und Zahlen zum Tasten, laminierte Karten mit Buchstaben, Zahlen oder Wörtern, Bildkarten oder Ähnliches eignen sich für die Denkaufgaben. Außerdem sind Zettel und Stifte (am besten in der Anzahl der Teilnehmer) wichtiges Begleitmaterial, das vielfältig einzusetzen ist. Gelegentlich können Sie vor dem Start schon zu Hause Aufgabenzettel für Kleingruppen vorbereiten, die unterwegs bearbeitet werden sollen.

Selten während der Tour, aber durchaus häufiger zur Vorbereitung, werden Pins oder Klebeband benötigt. Damit lassen sich unterwegs spezielle Wegweiser, Symbole usw. befestigen, die zum Lösen bestimmter Aufgaben erforderlich sind.

BRAINWALKING

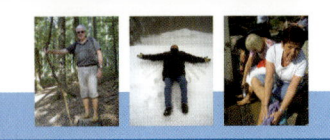

Schaubilder und Grafiken oder anatomische Karten veranschaulichen den Teilnehmenden die Erläuterungen zum Sinn und Zweck des Trainings. Was passiert im Gehirn? Wie werden die Wahrnehmungen verarbeitet? ... Diese und andere Fragen lassen sich mit vorbereiteten Darstellungen gut erklären. Noch besser ist eine kleine Tafel, auf der Sie derartige Zusammenhänge bei Bedarf schnell selbst skizzieren. Eine einfache und preiswerte Lösung ist ein weißes DIN-A4- oder DIN-A3-Blatt, das laminiert wird und dann mit Boardmarkern zu beschriften ist.

Eine Rolle mit Müllbeuteln kommt zum Einsatz, wenn die Teilnehmer auf Entdeckungstour gehen und Naturmaterialien einsammeln möchten. Im Übrigen können die Müllbeutel auch ihrem ursprünglichen Zweck entsprechend genutzt werden, um eventuell anfallende Abfälle nicht in der Natur liegen zu lassen. Anstelle von Müllbeuteln eignen sich oft auch Plastikdosen, in denen Sie vorbereitete Materialien mitnehmen oder Gefundenes nach Hause tragen können.

Es gibt Übungsleiter, die sogar ein Musikgerät im Rucksack haben, um Bewegungspausen damit zu untermalen. Das sollte jedoch gut überlegt werden, denn es passt nicht immer in die Umgebung, kann im Einzelfall sogar Tiere verscheuchen. Vor allen Dingen nimmt solcher Technikeinsatz ein Stück des „Natur-pur-Erlebnisses".

Je nach Strecke und ihren Besonderheiten kann ein Pflanzen- oder Vogelbestimmungsbuch interessant sein. So lässt sich gleich vor Ort klären, ob ein Kraut am Wegesrand giftig oder essbar ist, ob der beobachtete Vogel ein Bussard oder doch eine andere Spezies war.

Im Einzelfall ist, abhängig von der Tageszeit, eine Taschenlampe sinnvolles Requisit. Gerade in den Wintermonaten kann sie gute Dienste leisten, wenn es etwa bei Regenwetter überraschend schnell dunkel wird.

Wer häufig auf derselben Strecke brainwalkt, tut gut daran, gelegentlich eine Digitalkamera mitzunehmen. Mit Fotos von einzelnen Gegenständen am Wegesrand oder Detailausschnitten solcher Gegenstände lassen sich interessante Denkaufgaben gestalten. Zwar erfüllt ein herkömmlicher Fotoapparat im Prinzip denselben Zweck, aber digital lassen sich die Bilder gleich in Aufgabenblätter einarbeiten. Das vereinfacht das Verfahren erheblich.

Bei Kursen ist es üblich, den Teilnehmern Unterlagen mitzugeben, die sie zu Hause durcharbeiten können. Dabei kann es sich um Hintergrundinformationen ebenso handeln wie um Aufgabenzettel, die bis zum nächsten Mal von denjenigen zu lösen sind, die sich auch außerhalb der Trainingseinheiten mit dem Thema beschäftigen möchten.

ORGANISIEREN UND VORBEREITEN

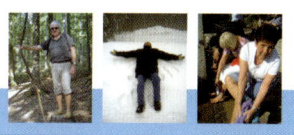

Derartige Unterlagen kann der Gruppenleiter am Ende eines Treffens ausgeben. Dann bietet es sich an, diese am Start- und Zielpunkt zu deponieren, damit niemand die Papiere unterwegs tragen muss.

> **Checkliste**
> (nur zur Auswahl, es wird niemals alles benötigt!)
>
> - Rucksack oder Gürteltasche
> - Geladenes Mobiltelefon
> - Pflasterbox oder Erste-Hilfe-Kit
> - Traubenzucker
> - Papiertaschentücher
> - Karte des Geländes
> - Bewegungsmaterialien: Bälle, Seile, Tücher ...
> - Holzzahlen oder -buchstaben
> - Wortkarten
> - Bildkarten
> - Zettel + Stifte
> - Pins + Klebeband
> - Kleine Tafel + Boardmarker
> - Schaubilder + anatomische Karten
> - Müllbeutel
> - Plastikdosen
> - Bestimmungsbücher
> - Taschenlampe
> - Digitalkamera

4.5 Der Zeitrahmen

Es gibt nirgends offizielle Festlegungen, wie lange eine Brainwalking-Einheit dauern darf und soll. Die Praxis zeigt jedoch, dass meistens 60-90 Minuten angesetzt werden. Das erscheint sinnvoll vor dem Hintergrund, dass Brainwalking fit machen soll für die Bewältigung des Alltags oder für spezielle Anforderungen. Es geht nicht darum, sich bei dieser Aktivität völlig zu verausgaben. Im Allgemeinen hat sich die Planung mit einer bis eineinhalb Stunden bewährt.

BRAINWALKING

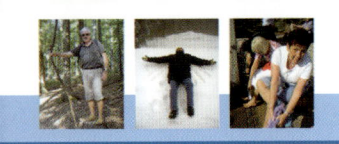

Natürlich kann im Einzelfall ein anderer Zeitrahmen festgelegt werden. Das bietet sich an, wenn es um eine besondere Veranstaltung geht, bei der das Brainwalking im Mittelpunkt steht und eher Selbstzweck ist. Außerdem kann für eine spezielle Zielgruppe, die zum Beispiel geübt ist und ihr gewöhnliches Ausdauertraining ausnahmsweise einmal als besondere Attraktion mit Denkaufgaben anreichern möchte, eine andere Absprache getroffen werden.

Ist die Gruppe sehr gemischt hinsichtlich der körperlichen Fitness, sollte die Zeitplanung unbedingt zwischendurch immer Unterbrechungen der Fortbewegung vorsehen. Diese sind keineswegs Pausen im eigentlichen Sinn, sondern aktiv zu gestalten, zum Beispiel durch Bewegungsaufgaben und Spiele am Platz oder durch Denkaufgaben.

Handelt es sich um ein einmaliges Angebot, kann in einer solchen Veranstaltung lediglich ein kleiner Einblick gewährt werden in die Möglichkeiten, die das Konzept bietet. Es ist kaum möglich, Hintergründe detailliert zu erläutern. Die Aufgaben sind nur eine kleine Auswahl aus der großen Palette möglicher Aktivitäten.

Anders ist die Situation bei einem Kurs. Hier kann – wie bei jedem Kurs in geschlossenen Räumen – verteilt über sämtliche Kurseinheiten, systematisch ein Überblick gegeben werden. Die Teilnehmer erhalten hier ein Repertoire an Übungsbeispielen und entsprechendes Hintergrundwissen, um nach Abschluss des Kurses das Gelernte in ihren Alltag zu integrieren und eigenständig weiter zu trainieren.

Solche Kurse umfassen meistens 6-8 Einheiten, in der Regel im Abstand von einer Woche. Doch jede andere Aufteilung der Zeiteinheiten ist möglich. So kann ein Kurs zum Beispiel eine Woche lang täglich eine Stunde dauern oder ein anderer mehrere Einheiten auf ein langes Wochenende verteilen. Wieder andere möchten gern 2 x wöchentlich trainieren. Welche Festlegung getroffen wird, hängt von der Kursleitung ebenso ab wie vom Träger oder von den Wünschen der Teilnehmer, wenn diese als geschlossene Gruppe den Kurs buchen.

Ein Trend, der sich zunehmend abzeichnet, ist, dass Teilnehmer sich nicht gern für sehr lange Zeiträume festlegen. Das heißt, ein Kurs, der über mehrere Monate läuft, ist oft schwierig zu belegen. Falls Sie aber in Ihrer Region oder bei speziellen Zielgruppen andere Erfahrungswerte haben, steht dem überhaupt nichts entgegen, einen Kurs drei Monate lang mit einem Treffen pro Woche durchzuführen. Je länger der Zeitraum, desto höher ist die Wahrscheinlichkeit, dass Gelerntes in den Alltag übertragen wird. Neues kann ausprobiert werden, und gemachte Erfahrungen lassen sich in der Gruppe auswerten und besprechen, Missverständnisse können aufgeklärt werden. Also, keine Scheu vor langfristigen Planungen!

Sind erst einmal genügend Interessenten gewonnen, kann Brainwalking sich als permanentes Angebot im Verein etablieren.

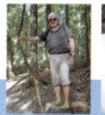

4.6 Die Strecke

Grundsätzlich kann Brainwalking überall durchgeführt werden, Hauptsache draußen. Doch selbstverständlich gibt es Umgebungen, die besser und andere, die schlechter geeignet sind. Suchen Sie einen Rundweg aus, denn in der Regel sollte der Startpunkt auch das Ziel sein, damit alle Teilnehmer vom Ausgangspunkt wieder ihren Nachhauseweg antreten können. Ist das einmal nicht der Fall, muss das angekündigt werden, damit sich alle rechtzeitig darauf einstellen können.

Ideal ist eine Strecke, die viel landschaftliche Abwechslung bietet – Wiese, Wald, Felder, Wasserläufe. Reizvolle Aussichtspunkte steigern die Attraktivität, sind aber nicht überall verfügbar und auch nicht zwingend nötig. Schließlich fordern die Denkaufgaben so viel Aufmerksamkeit, dass sehenswerte Landschaft manchmal überhaupt nicht bewusst wahrgenommen wird.

Der Schwierigkeitsgrad einer Strecke ergibt sich unter anderem aus ihrer Topografie. Ständiger Wechsel von An- und Abstiegen, das Bewältigen vieler Höhenmeter, ist für Teilnehmer, die hinsichtlich ihrer Ausdauer gut trainiert sind, kein Problem, sondern – im Gegenteil – eine willkommene Herausforderung. Bei weniger trainierten Gruppen bietet sich eher ein flaches Gelände an. Hier sollte der Rundweg weitgehend auf einer Höhe bleiben.

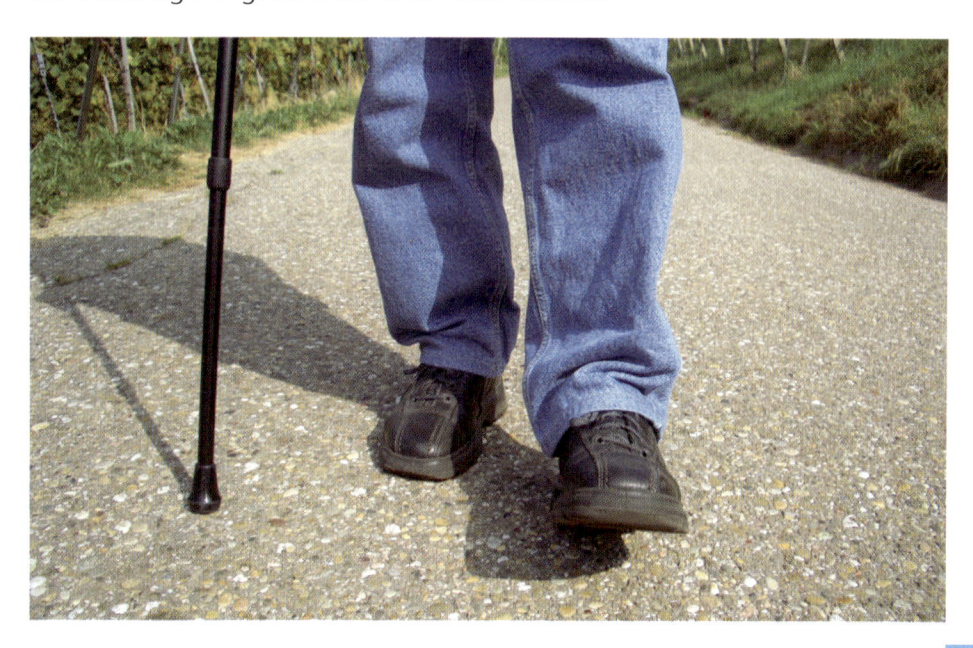

BRAINWALKING

Weiteres Kriterium für die Schwierigkeit ist die Beschaffenheit der Wege. Breite und vor allem befestigte Wege sind leichter zu bewältigen als eine Route über Stock und Stein mit Hindernissen durch Wurzelwerk, Stufen, Stege usw. Für unbekannte Gruppen, die sich mit Treffcharakter, also in zufälliger Zusammensetzung, zum Brainwalking begegnen, sollten immer solche Routen gewählt werden, auf denen sich auch Teilnehmer mit Gehhilfen, wie einem Rollator oder Gehstöcken, bewegen können. Lediglich für geschlossene Gruppen, deren Leistungsvermögen sich im Vorfeld einschätzen lässt, sollten Sie anspruchsvollere Touren wählen. Oder die Ausschreibung muss eine Information darüber enthalten, dass es sich um teils unwegsames Gelände handelt, das von mobilitätseingeschränkten Personen nicht zu bewältigen ist. Grundsätzlich sind befestigte Feld- oder Waldwege asphaltierten Strecken vorzuziehen.

Neben Höhenunterschieden und Untergrund ist natürlich die Streckenlänge entscheidend für den Schwierigkeitsgrad. Steht nur eine kurze Strecke zur Verfügung, zum Beispiel ein kurzer Rundweg in einem Park, so kann dieser selbstverständlich genutzt werden, indem die Teilnehmer mehrere Runden mit unterschiedlichen Aufgaben zurücklegen.

Grünanlagen und Parks eignen sich hervorragend für Brainwalking, zumal hier Rundwege vorhanden sind. In der Regel gibt es außerdem unterschiedliche Streckenführungen, sodass gegebenenfalls langsamere Teilnehmer meist die Möglichkeit haben, Abkürzungen zu nehmen. Gleichzeitig bieten solche Anlagen meist Ruhezonen oder kleine Plätze, die für Spiele, Übungen am Platz oder kurze theoretische Erläuterungen seitens der Gruppenleitung genutzt werden können. Solche Grünzonen sind auch in Städten vorhanden.

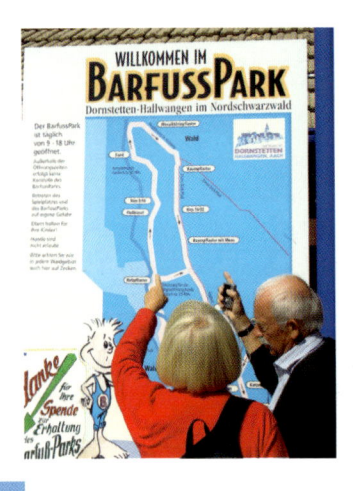

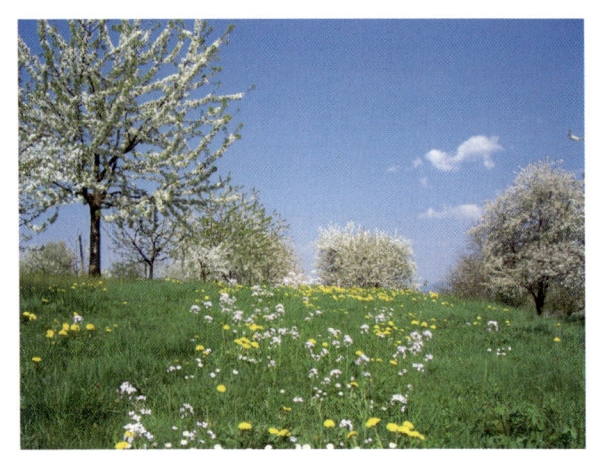

ORGANISIEREN UND VORBEREITEN

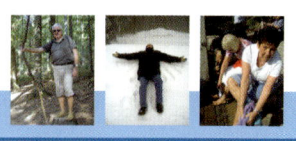

Wer auf dem Land wohnt, findet zwar seltener solche Anlagen, hat dafür aber freie Auswahl in der Umgebung, sozusagen Natur pur. Freies Gelände, also Feld-, Wald- und Wiesenwege, sind ideal, allerdings nicht überall verfügbar. Ebenso geeignet ist ein Strand oder eine Dünenlandschaft.

Gelegentlich kann eine spezielle Strecke besonderen Reiz ausüben, zum Beispiel ein Barfußpark, ein Weg durch eine Rebenlandschaft oder eine Obstblütentour. Solche Angebote sind abhängig von der Jahreszeit und den Möglichkeiten der Umgebung.

Selbst der Großstadtdschungel kann ein interessantes Ambiente für das Brainwalking darstellen. Warum nicht einmal denkend durch die Innenstadt gehen? Nur für ein regelmäßiges Angebot ist dieses Ambiente wenig geeignet, denn weder Luft noch Pflasterung sind auf Dauer wirklich gesundheitsfördernd.

Ein Schulhof, ein großer Garten oder ein ähnlich begrenztes Gelände lassen sich gleichfalls nutzen. Je nach Größe kommt dann allerdings die Ausdauerleistung zu kurz, weil die Geh- oder Laufphasen zeitlich stark begrenzt sind. Machbar ist Brainwalking aber auch dort. In ähnlicher Weise lässt sich das Training sogar ausnahmsweise, sicherlich nicht als regelmäßiges Angebot, in Gebäudekomplexen durchführen – ein Einkaufszentrum, eine Schule, ein Sportzentrum ... In diesem Fall bekommt das Brainwalking den Charakter altbekannter Rallyespiele.

Bei sehr schlechter Witterung, zum Beispiel, wenn Eis und Schnee das Bewegen auf normalen Wegen gefährden, ist Brainwalking auch in Stadionanlagen möglich. Hier kann es außerdem eine Alternative für Gruppen sein, die sich dort regelmäßig zum Walken treffen. Wer das abendliche Walkingtraining im Winter ins Stadion verlegt, um Gefahren aus dem Weg zu gehen, die die Strecke bei Dunkelheit bietet, ist manchmal froh über eine Abwechslung. Statt nur die Runden im Kreis zu drehen, mal Brainwalking kennenlernen? Durchaus eine willkommene Alternative.

4.7 Die Kleidung

In diesem Punkt gilt weitgehend ähnlich wie in der Mode: erlaubt ist, was gefällt und zweckmäßig erscheint. Es ist keine spezielle Sportkleidung erforderlich.

Das Einzige, worauf Sie als Gruppenleiter wirklich achten müssen, sind die Schuhe. Hohe Absätze sind ebenso ungeeignet wie Badeschlappen oder Sandalen mit dünnen Riemchen. Am wohlsten werden sich die meisten Teilnehmer in Sportschuhen zum Walken oder Joggen fühlen. Doch die sind keineswegs Pflicht. Bequeme, flache Straßenschuhe erfüllen in der Regel absolut ihren Zweck. Doch die Schuhauswahl ist natürlich abhängig von der Strecke. Geht es über unwegsames Gelände, sollte das den Teilnehmern zuvor mitgeteilt werden, damit sie sich schuhtechnisch darauf einstellen und Unfälle vermeiden können.

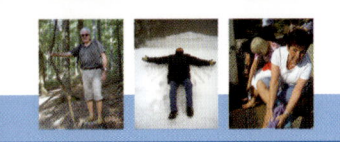

Im Übrigen ist bequeme und atmungsaktive Kleidung sinnvoll. Geht die Gruppe jedoch eher im Spaziertempo, ist dieser Aspekt von untergeordneter Bedeutung. Wetterabhängig gehören Sonnenhut oder Kapuze und Regenjacke zur Ausrüstung. Hosen sind geschickter als ein Minirock. Aber es muss nicht gleich ein Trainingsanzug sein. Jeans und T- oder Sweatshirt reichen meist völlig aus. Im Übrigen hat sich die Zwiebelmethode hier einmal mehr bewährt. Zu Beginn oder bei Zwischenstopps ist es manchmal angenehm, sich etwas überziehen zu können. Wer unterwegs ins Schwitzen gerät, freut sich über die Möglichkeit, eine Lage abzulegen und gegebenenfalls im Rucksack zu verstauen.

4.8 Das Wetter

Zwar sind heutzutage Wettervorhersagen schon relativ zuverlässig, aber vor überraschenden Regenschauern und anderen Wetterkapriolen sind wir trotzdem nicht gefeit. Deshalb sollten wir nicht nur auf angepasste Kleidung achten, sondern als Gruppenleiter gleichzeitig mögliche Gefahren im Blick haben.

Gewöhnlich sind Brainwalker bei jedem Wetter unterwegs. So wird es auf Plakaten, Flyern und anderen Ankündigungen propagiert. Das ist nicht nur aus gesundheitlicher Sicht sinnvoll. Schließlich brauchen wir frische Luft auch bei schlechtem Wetter. Gerade dann hilft uns das Bewegen in freier Natur, Abwehrkräfte aufzubauen und bei Laune zu bleiben.

Eine solche Festlegung erleichtert gleichzeitig die Organisation. Wer einmal probiert hat, eine Veranstaltung im Freien „nur bei trockenem Wetter" durchzuführen, weiß sofort, was gemeint ist. Sind die dunklen Wolken in der Ferne schon Regenboten? Führt ein kurzer Schauer eine halbe Stunde vor Beginn der Aktion schon zum Ausfall des Geplanten? Ist der spürbare leichte Niederschlag eher Sprühregen oder fällt das unter den Begriff Nebel? Solche und ähnliche Fragen bewegen dann die möglichen Teilnehmer. Die kommen entweder von vornherein nicht, weil sie nicht sicher sind, ob die Veranstaltung stattfindet. Oder das Telefon der Verantwortlichen läuft heiß, weil alle sichergehen wollen, sich nicht vergeblich auf den Weg zu machen.

Fazit: „Bei jedem Wetter" lässt zwar Gruppenleiter gelegentlich mit ihrem inneren Schweinehund kämpfen, weil sie sich tatsächlich auch dann auf den Weg

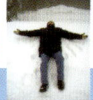

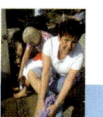

ORGANISIEREN UND VORBEREITEN

machen müssen, wenn andere nicht mal ihren Hund vor die Tür jagen. Aber in der Regel finden sich trotzdem ein paar Unermüdliche ein und haben dann doch noch Spaß miteinander, selbst wenn sie danach völlig durchnässt sind. Und die Regelung ist klar und eindeutig. Es kann keine Missverständnisse geben.

Ausnahme sind natürlich extreme Wettersituationen, die seltener vorkommen. Bei Sturmwarnungen, Flutkatastrophen, Eisregen oder ähnlichen Ausnahmezuständen wird wohl niemand ernsthaft auf die Idee kommen, zum Brainwalking zu gehen. Vorsichtig sollten Sie als Gruppenleiter sein, wenn Gewitter, Stürme oder Ähnliches angekündigt sind. An solchen Tagen gilt es, kein Risiko einzugehen. Das heißt, entweder kurzfristig vor Ort, also am Treffpunkt, anwesend sein, aber die Gruppe notfalls wieder nach Hause schicken oder – wenn möglich und zu verantworten – mindestens gefährliche Strecken meiden. Also bei heftigen Stürmen oder Gefahr von Schneebruch nicht in den Wald oder bei Gewittergefahr nur in Bereichen bleiben, von denen aus sich alle schnell in Sicherheit bringen können.

Mit diesen kleinen Einschränkungen trotzen begeisterte Brainwalker allen Wetterlagen und sind am Ende einer Tour stolz auf sich, und fitter als nach einer Stunde auf dem Sofa.

Die Möglichkeiten für Denkaufgaben sind bei widrigen Witterungsbedingungen deutlich eingeschränkt gegenüber denen bei strahlendem Sonnenschein. Klar, dass der Materialeinsatz an solchen Tagen begrenzt ist. Doch Naturmaterialien vertragen Feuchtigkeit und Sturm, Regen schadet keinem Kunststoffball und vieles lässt sich völlig ohne Material planen. Es muss nicht immer Papier zum Einsatz kommen.

5

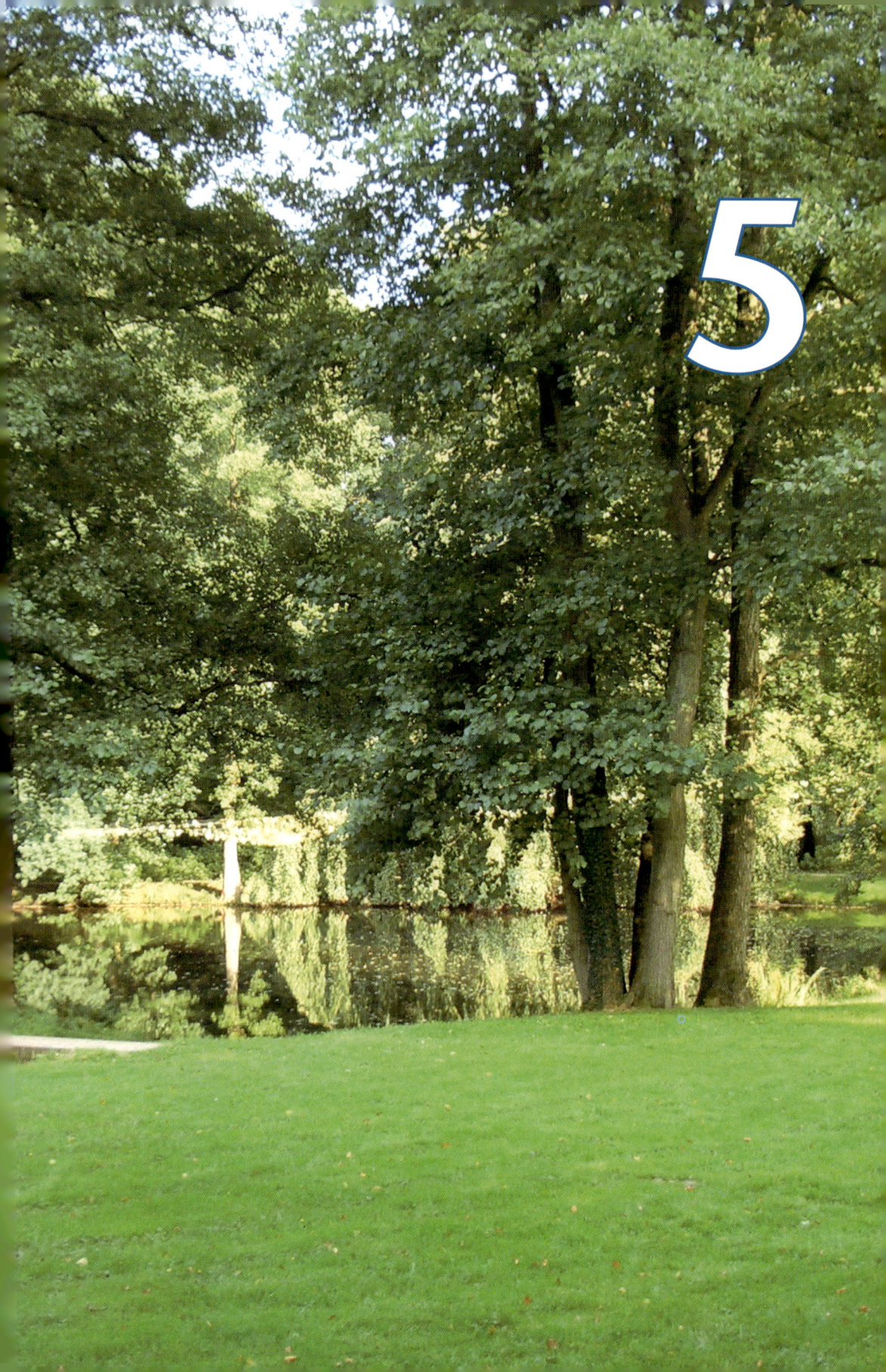

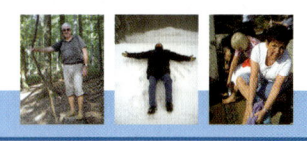

5 DIE NATUR ERLEBEN – DEN KÖRPER TRAINIEREN – DEN GEIST FORDERN

5.1 Das ganzheitliche Training mit „Rundumeffekt"

Die Frage nach dem „Warum brainwalken?" beinhaltet verschiedene Aspekte. Da kann es um die Sichtweise der Aktiven gehen und die der Anbieter. Eine andere Betrachtung könnte unterteilen nach organisatorischen und gesundheitlichen Gesichtspunkten. Bleiben wir bei der ersten Unterteilung.

Brainwalking ist eine ganzheitliche Aktivität. Körper und Geist kommen gleichzeitig zum Einsatz. In Bewegung funktioniert das Gehirn besonders gut. Mit Brainwalking ist immer eine Ausdauerleistung verbunden. Diese verbessert den Stoffwechsel. Außerdem, so lässt der heutige Stand der Wissenschaft annehmen, beschleunigt Ausdauertraining die Geschwindigkeit der Informationsverarbeitung. Findet die Bewegung unter freiem Himmel statt, wird das Gehirn mit zusätzlichem Sauerstoff versorgt und kann deshalb besonders gut arbeiten.

Das Ausdauertraining steigert die Leistungsfähigkeit des Gehirns. Insbesondere lassen sich Verbesserungen bei den sogenannten *exekutiven Funktionen* beobachten. Das Zentrum dieser Fähigkeiten liegt im präfrontalen Kortex, also im Stirnhirnbereich. Exekutive Funktionen sind mentale Bereiche, mit denen Menschen ihr Verhalten unter Berücksichtigung der Umweltbedingungen steuern. Konkret heißt das: Ziele setzen, planen, Aufmerksamkeit steuern, Prioritäten setzen, Impulse und Gefühle kontrollieren, Handlungsketten planen und ausführen, sich selbst beobachten, regulieren und korrigieren usw. Informationen werden beim Walken effektiver verarbeitet als in körperlicher Ruhestellung. So bleibt das Gehirn vergleichsweise jünger als bei Menschen, die kein solches Ausdauertraining betreiben.

Eine gute Ausdauerleistungsfähigkeit wirkt sich außerdem positiv auf die anatomische Struktur des Gehirns aus, wie entsprechende Untersuchungen nachwiesen. Die Gewebedichte des Gehirns geht normalerweise altersbedingt im Lauf des Lebens zurück. Bei Personen, deren Ausdauer gut trainiert ist, sind solche Verluste jedoch geringer.

Als Akutwirkung steigert die Fortbewegung die Wachheit und sorgt für einen Anstieg von Freude und Interesse an geistigen Aktivitäten. Ist es das Ziel, eine geistige Leistung während der Bewegung zu erbringen, so sollte die Bewegung

BRAINWALKING

keine Aufmerksamkeit binden. Das heißt, die (Fort-)Bewegung muss automatisiert, quasi im Hintergrund, ablaufen. Andernfalls ist das Arbeitsgedächtnis gefordert und daher nicht frei für die Denkaufgabe. Das Gehen als einfache und natürliche Bewegungsform ist deshalb optimal geeignet, um zeitgleich ablaufende Denkprozesse zu unterstützen, schließlich praktizieren wir Menschen das seit Kindes Beinen. Wer bereits gewalkt ist und die Technik beherrscht, kann walken, ohne seine Aufmerksamkeit darauf zu richten. Er muss nicht mehr nachdenken, wie der Fuß aufgesetzt und abgerollt wird, wann welcher Stock wie weit nach vorn zu bringen ist oder in welcher Phase die Hand geöffnet werden soll. Solche Abläufe erfolgen automatisch, und es bleibt genügend Prozesskapazität, um geistige Aufgaben zu bewältigen.

Automatisierte Bewegungen über einen Zeitraum von 20-90 Minuten vergrößern das Arbeitsgedächtnis und schaffen so ein hohes Niveau an geistiger Fitness. Da ist der Kopf quasi angeknipst, lässt Aha-Erlebnisse auftauchen, plötzlich Zusammenhänge erkennen, Probleme lösen oder Ideen auftauchen. Studien zeigen, dass gleichzeitiges Bewegen bei der Lösungssuche zu einem Problem schneller zum Ziel führt als Stillhalten.

Geht es um das Neulernen beim Lesen oder Rechnen, so zeigen aktuelle Untersuchungen, dass beides von langsamen Bewegungen abgekoppelt werden sollte. Es tritt eine Gewöhnung ein, die die bestimmte Aufgabe an das jeweilige Tempo bindet und verhindert, dass die gleiche Aufgabe anschließend in anderem Zusammenhang schneller erledigt werden kann. Ein Kind, das zum Beispiel bei langsamer Gehgeschwindigkeit übt, startend bei einer beliebigen Zahl immer 5 zu addieren, wird womöglich später keine höhere Rechengeschwindigkeit erreichen, sondern sich an diese beim Einlernen erprobte Geschwindigkeit gewöhnen. Ähnliches gilt für das Lesen.

Wissen, das in der Fortbewegung eingespeichert wird, lässt sich dann besonders effektiv anschließend wieder abrufen, wenn die Wiedergabe bei gleicher Begleitmotorik erfolgt.

Das Bewegen der Finger und Hände zum einen und der Füße zum anderen fördert die Hirndurchblutung in besonderem Maß, weil diese Körperteile in der Großhirnrinde stark repräsentiert sind. Beides ist beim Walken beteiligt.

Koordinative Bewegungsaufgaben beim Brainwalken, etwa im Bereich der Auge-Hand-Koordination oder der Balance, sind neben dem Ausdauertraining ebenfalls wichtige Elemente. Sie stärken Aufmerksamkeit und visuell-räumliche Verarbeitung, erhöhen die Leistungsfähigkeit im Bereich des Frontalhirns. Ein Koordinationstraining fördert in erster Linie die Genauigkeit beim Bearbeiten von Denkaufgaben.

DIE NATUR ERLEBEN

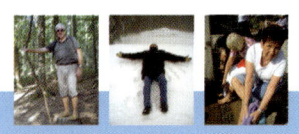

Die Fortbewegung eröffnet eine weitere Dimension: ständig wechselnde Reize, die die Wahrnehmungssysteme stimulieren. Damit unterscheidet sich diese Form des Trainings deutlich von anderen Formen. Nicht nur, dass Denken und Bewegen hier kombiniert werden – das gibt es durchaus auch bei anderen Angeboten, auch in geschlossenen Räumen –, sondern der stetige Umgebungswechsel gibt laufend neue Impulse, die, den Aufgaben entsprechend, bewusst verarbeitet werden müssen. Das ist geradezu ein Feuerwerk an Information für den Kopf. So ist es sicherlich gut, auf dem Laufband zu trainieren, aber besser im Wald zu walken oder zu joggen. Dort muss das Gehirn bei jedem Schritt auf Bodenunebenheiten reagieren. Es leistet viel mehr. Abgesehen davon, ist die Natur interessanter als ein Fitnessstudio.

Ganz nebenbei muss der Körper sich draußen auf wechselndes Ambiente einstellen: Die Temperatur ist auf Wegstrecken im Schatten anders als in der Sonne. Der Untergrund ist mal weicher Waldboden, mal geteerter Wirtschaftsweg, ein Stück Sand, ein kurzer Wiesenpfad, eine gepflasterte Strecke usw. Die Augen müssen sich auf wechselnde Lichtverhältnisse einstellen usw. Da läuft eine Reihe von Vorgängen ab, die uns im Alltag meist nicht bewusst werden, aber eine ständige Anpassungsleistung vom Körper verlangen. Beim Brainwalken sind solche Vorgänge im Blick, rücken ins Bewusstsein und können so intensiv wirken.

Die positiven Wirkungen der Bewegung auf das Gehirn werden zurzeit erklärt durch
- vermehrte Durchblutung des Gehirns,
- das Entstehen neuer Nervenzellen im Gehirn (Neurogenese),
- erhöhte Anzahl von Verbindungen zwischen den Nervenzellen im Gehirn (Synapsen) mit besserer Verknüpfung,
- Veränderungen bei Entstehung und Abbau von Botenstoffen im Gehirn.

Diese Schlüsse legen vor allem Tierexperimente nahe[6].

Das Bewegen in freier Natur hat außerdem eine psychische Komponente. Es beeinflusst die Seele positiv. Natur bietet mehr als nur gute Luft und grüne Bäume. Mal richtig abschalten, einfach entspannen und den hektischen Alltag hinter sich lassen. Nirgends gelingt das so gut wie in der freien Natur. Schon nach den ersten Schritten spüren Brainwalker beruhigende Kraft und entspannende Stille. Viele beschreiben das als ein Stück Urlaub für Geist und Seele.

Werden dann die Gedanken durch entsprechende Aufgabenstellungen gezielt auf bestimmte Naturerscheinungen oder Denkaufgaben gelenkt, verschwinden Belastungen des Alltags förmlich im Nichts. Volle Konzentration auf das Hier und

---

[6] Vgl. Jacobs University (2009). Fitness fürs Gehirn. *Ü-Magazin*, Nr. 6, 7ff.

BRAINWALKING

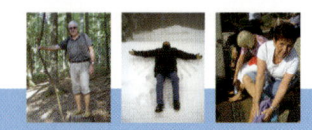

Jetzt ist beim Brainwalking gefordert. Da bleibt kein Platz für Sorgen und Probleme. So lässt sich richtig auftanken, um anschließend wieder mit voller Kraft den Alltag zu bewältigen.

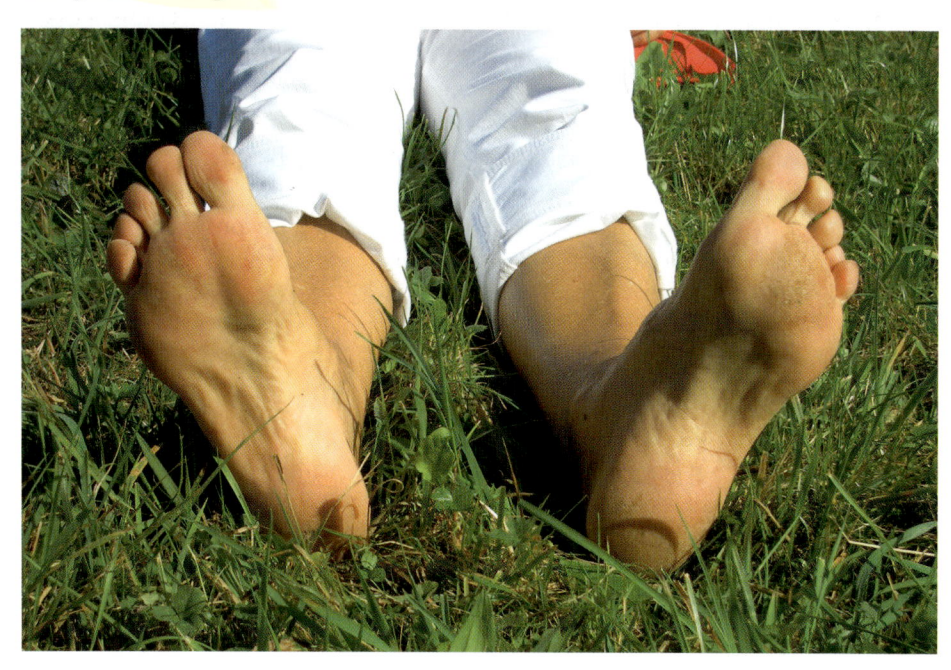

Düfte aus der Natur können entspannter und glücklicher machen. Das fanden australische Forscher heraus und entwickelten ein Spray, das die negative Wirkung von Stress auf das Nervensystem reduzieren soll. Die Erfindung basiert auf der Erkenntnis, dass beim Schneiden von Gras und grünen Blättern mindestens fünf Chemikalien freigesetzt werden, die stressabbauende Eigenschaften haben sollen. Das Spray enthält drei dieser Substanzen. Der Duft wirkt angeblich direkt auf das Gehirn, insbesondere auf die für Emotion und Gedächtnis verantwortlichen Regionen Amygdala und Hippocampus. Beide Hirngebiete sind am Hormonsystem beteiligt, das die Ausschüttung von Stresshormonen steuert. So wissen wir nun, warum viele Menschen den Duft von frisch gemähtem Gras lieben. Aber in natura ist er bestimmt angenehmer zu genießen als aus der Dose! Der Geruchssinn führt in die entwicklungsgeschichtlich älteste Region des Gehirns, einen Teil, der schon lange vor dem Sprachzentrum ausgebildet war. Die Verbindung der Geruchswahrnehmungen zum Sprachzentrum fehlt. Deshalb fällt es uns oft schwer, einen Geruch zu beschreiben. Wie lässt sich zum Beispiel der Geruch einer Banane definieren? Der Geruchssinn wird deshalb auch als *stummer Sinn* bezeichnet. Dennoch wird über ihn das Gehirn enorm stimuliert.

DIE NATUR ERLEBEN

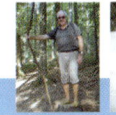

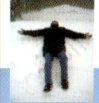

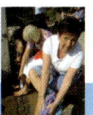

Gerüche kommen zwar ohne Worte daher, können aber sehr wohl Assoziationen wecken. Etwas „stinkt uns", wir können jemanden „nicht riechen" oder wir machen eine „saure Miene". Über das Riechen entscheiden wir, ob ein Nahrungsmittel genießbar ist oder nicht. Der Geruch ist wichtig dafür, ob uns jemand sympathisch oder unsympathisch ist. Er beschert uns angenehme und unangenehme Stimmungen und spielt eine bedeutende Rolle im Sexualleben.

Gerüche werden von der Nasenhöhle direkt ins Gehirn weitergeleitet. So gelangen Nervenimpulse ins sogenannte *Riechhirn*, den olfaktorischen Kortex. Dort werden sie verarbeitet, weitergeschickt und anschließend mit bekannten Düften verglichen und bewertet. Einer der Informationswege führt ins limbische System, den Sitz von Emotionen und Erinnerungen. Zwischen rund 10.000 verschiedenen Gerüchen können Menschen unterscheiden. Trotzdem sind wir im Vergleich zum Tier äußerst schlecht im Riechen.

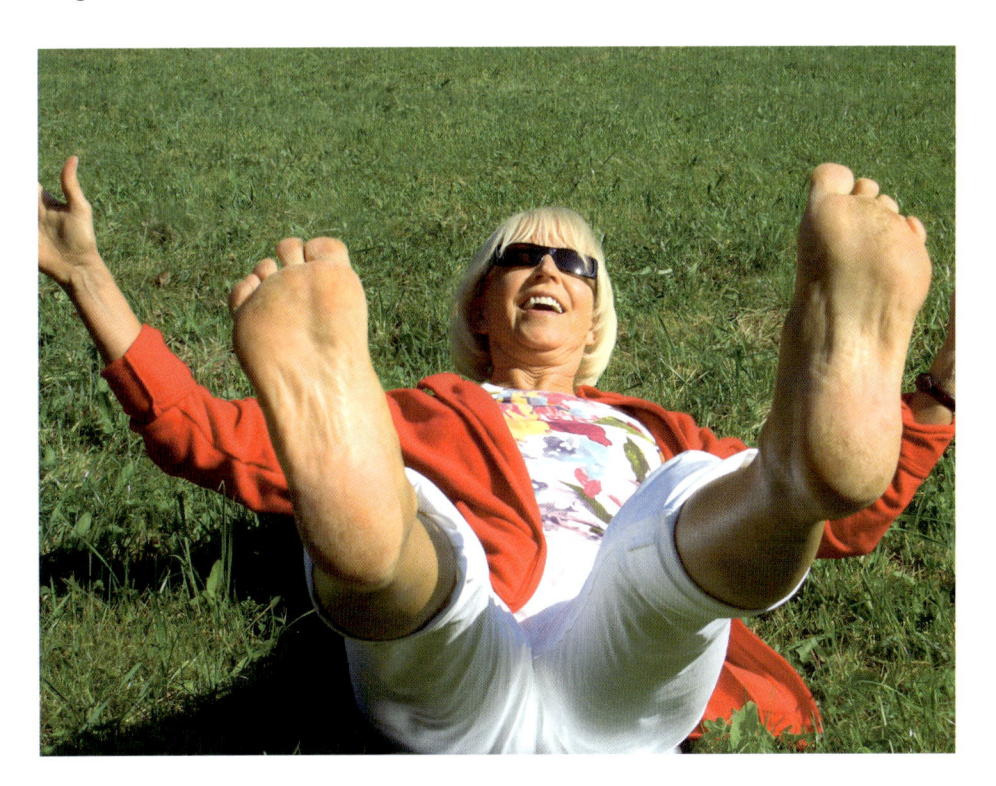

Das hat damit zu tun, dass unsere Welt stark von visuellen Reizen geprägt ist und wir das Riechen eigentlich nicht dringend benötigen. So ist dieser Sinn bei uns eher verkümmert. In der Tierwelt dagegen sind Düfte eine unverzichtbare Form von Kommunikation.

BRAINWALKING

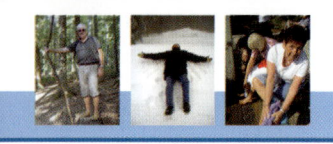

Nicht nur wegen des sinnlichen Genusses, sondern auch im Hinblick auf unser Gedächtnis sollten wir den Geruchssinn, die sogenannte *olfaktorische Wahrnehmung,* viel mehr trainieren. Manche Düfte rufen schlagartig die Erinnerung an ein bestimmtes Ereignis, etwa aus der Kindheit, ins Gedächtnis. Viele Düfte gehen mit einer regen Hirntätigkeit einher. Forschungsergebnissen zufolge ist dabei die Aktivität des am Gedächtnis beteiligten Hippocampus und der Hirnregion Amygdala (Mandelkern) besonders auffällig.

Trotz aller technischen Verfahren, mit denen sich künstliche Düfte herstellen lassen, ist die Natur als Reizgeber bisher unübertroffen. Das ist ein weiterer Grund, sich möglichst häufig in der freien Natur zu bewegen, denn dabei sind wir Gerüchen ausgesetzt, die das Gehirn quasi automatisch anregen.

Aus der Sicht von Anbietern, also Institutionen und Trainern, hat Brainwalking nur Positives zu bieten. Das Wichtigste: Es kommt ohne Hallenzeiten und überhaupt ohne Räumlichkeiten aus. Das heißt, es fallen keine Mietkosten an. Es ist zeitlich völlig flexibel und unabhängig von allen anderen Angeboten zu planen. Und Brainwalker sind sehr genügsam, denn sie benötigen keine teuren Geräte. Lediglich die Aus- und Fortbildungskosten für die Gruppenleitung schlagen zu Buche und vielleicht gelegentlich etwas Kleinmaterial.

5.2 Die Qualifikation der Leiter

Es gibt keine Festlegung, wer Brainwalking anbieten darf. Doch im eigenen Interesse sollten Menschen, die zu dieser Aktivität anleiten möchten, über eine entsprechende Qualifikation verfügen. Das heißt zunächst, dass sie eine Befähigung mitbringen sollten, um überhaupt mit Gruppen umzugehen.

Ein Teil der Brainwalker hat seinen Ursprung im Bewegungsbereich, sei es mit einer Ausbildung als Übungsleiter oder Trainer, ist also ehren- oder nebenamtlich tätig, oder als Profi wie Sportpädagogen, Physiotherapeuten etc. Die andere Möglichkeit ist eine Ausbildung als Gehirn-, Gedächtnis- oder Lerntrainer mit ehren- oder nebenamtlichem Einsatz auf diesem Gebiet oder eine berufliche Tätigkeit in diesem Feld, zum Beispiel als Psychologe.

Gleichgültig, von welcher Seite Sie kommen – von der Bewegung oder vom Gehirntraining –, Kenntnisse im jeweils anderen Bereich sind nötig, wenn Ihr Angebot erfolgreich werden soll. Günstig ist, sich für beide Themenkomplexe durch eine entsprechende Ausbildung fit zu machen. Je nach Vorbildung kann im Einzelfall eine Ausbildung im einen und eine eigenständige Auseinanderset-

DIE NATUR ERLEBEN

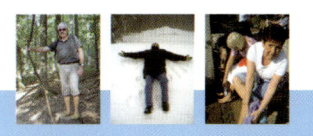

zung mit dem anderen Bereich, zum Beispiel durch Literaturstudium oder den Besuch einzelner Informationsveranstaltungen und Seminare, ausreichend sein.

Für Sport-Übungsleiterausbildungen mit unterschiedlichen Profilen und Zusatzausbildungen sind der Deutsche Turner-Bund und seine Gliederungen sowie der Deutsche Olympische Sportbund (DOSB) und seine Mitgliedsverbände und deren Gliederungen zuständig.

Im Bereich des Gehirn- und Gedächtnistrainings bieten zurzeit unter anderem die Gesellschaft für Gehirntraining (GfG) und der Bundesverband Gedächtnistraining Lizenz- und Zusatzausbildungen für Brainwalking an[7].

Der Deutsche Turner-Bund und seine Gliederungen beschäftigen sich bereits seit vielen Jahren mit dem Thema „Denken & Bewegen", das auf breiter Ebene in die Aus- und Fortbildung von Übungsleitern einfließt. In neuerer Zeit stellt das Brainwalking hier eine interessante weitere Komponente dar. So haben Übungsleiter immer wieder Gelegenheit, diese Möglichkeit der Aktivität bei Turnfesten, auf Kongressen und bei Veranstaltungen am eigenen Leib zu erfahren oder sich ganz speziell diesem Bereich in einer Fortbildung zu widmen.

5.3 Der Aufbau der Einheiten

Zwar gibt es keine festen Regeln, wie eine Brainwalking-Einheit aufgebaut sein muss, aber ein paar Grundsätze sollten Sie möglichst berücksichtigen. Auf jeden Fall sollte die Umgebung für das Training inhaltlich genutzt werden. Das heißt, sie ist nicht nur „Trainingsgerät" im Sinn der Laufstrecke, sondern sie sollte in die Aufgabenstellung einbezogen sein.

Die Zusammenstellung des Programms kann sich an den Regeln für eine Gehirntrainingsstunde orientieren. So sollte nach einer kurzen Erwärmung durch Bewegung eine Aufgabe zum Training der Informations-Verarbeitungs-Geschwindigkeit[8] eingebaut werden. Erst danach folgt eine Übung für die Merkspanne[9]. Diese beiden Komponenten gehören in jede Stunde. Allerdings können sie auch in Form einer gemischten Übung einfließen, die das Arbeitsgedächtnis insgesamt fordert und so beide Grundfunktionen beinhaltet. Das Arbeitsgedächtnis zu trainieren, ist quasi die Pflicht in jedem Programm. Diese kann ergänzt werden durch die Kür, das heißt zum Beispiel Aktivitäten, die das Gedächtnis fordern oder kombinierte Übungen, die Arbeitsgedächtnis und Langzeitspei-

---

7 Anschriften siehe Seite 154.
8 Erklärung siehe 5.4.1, Seite 145.
9 Erklärung siehe 5.4.1, Seite 146.

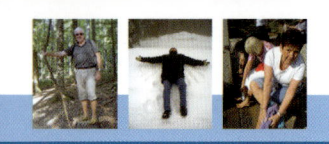

cher gleichermaßen beanspruchen. Konzentration, Kreativität, Wortfindung, Wortflüssigkeit usw. sind weitere mögliche Inhalte. Dabei können Sie als Gruppenleiter – wie traditionell in Gehirntrainingskursen üblich – unter anderem Arbeitsblätter einsetzen, aber auch weitere Materialien und Spiele.

Unumstößliche Regel sollte sein, dass innerhalb einer Brainwalking-Einheit auf jeden Fall mehrere Sinne gefordert sind. Das ergibt sich im Freien jedoch fast von selbst. Da gibt es immer etwas zu sehen, zu hören, zu riechen und zu tasten. Lediglich das Schmecken ist nicht immer beteiligt, ergibt sich oft nur zu bestimmten Jahreszeiten oder in spezieller Umgebung.

Eine weitere Möglichkeit zur Programmgestaltung ist ein Thema als roter Faden. So sind die meisten der in diesem Buch präsentierten Beispiele aufgebaut. Jeweils ein Leitgedanke führt durch die Einheit. Das kann eine Farbe sein oder das Wetter, eine Naturerscheinung oder eine Eigenschaft, Körperteile, wie Füße oder Hände … Hier sind der Fantasie keine Grenzen gesetzt. Gelegentlich ergibt sich das Thema durch eine besondere Strecke, zum Beispiel in einer Reblandschaft. Da ist der Wein als Leitgedanke kaum auszublenden. Oder beim Brainwalking in Küstenregionen oder auf einer Insel ist das Meer ein Thema, das sich förmlich aufdrängt. Bei themenorientierter Gestaltung ist es manchmal nötig, sich über allgemeine Regeln zum Aufbau einer Gehirntrainingsstunde hinwegzusetzen, etwa was die Reihenfolge der Übungen betrifft.

Wer als Gruppenleiter aus dem Bereich Gehirntraining kommt, wird in die Trainingseinheiten regelmäßig kurze Sequenzen mit theoretischem Hintergrund einbauen. Da kann es darum gehen, an einem Modell zu erklären, wie der Mensch Informationen verarbeitet. Ein anderes Mal kann das Arbeitsgedächtnis im Mittelpunkt stehen oder die Ernährung, die das Denken fördert. Viele weitere Themen sind möglich. Solche Informationen können bei kurzen Stopps vermittelt werden. Bei sehr kleinen Gruppen ist das auch in der Fortbewegung möglich, aber meistens funktioniert das nur am Platz, da es sonst mit der Kommunikation schwierig ist und außerdem manchmal Grafiken oder Modelle benötigt werden, um das Verständnis zu erleichtern.

5.4   Die Inhalte

An dieser Stelle werden lediglich Beispiele dargestellt, aus denen Sie als Gruppenleiter weitere, ähnliche Formen ableiten können und die durch viele weitere, völlig andere Übungsformen zu ergänzen sind.

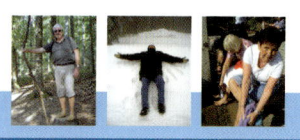

5.4.1 Arbeitsgedächtnis

Das *Arbeits*gedächtnis oder der Kurzspeicher ist der Teil des Gehirns, der darüber entscheidet, wie wir unseren Alltag bewältigen. Deshalb ist es besonders wichtig, seine Komponenten zu trainieren. So sollten die beiden maßgeblichen Größen, die seine Kapazität bestimmen – die *Informations-Verarbeitungs-Geschwindigkeit* und die *Merkspanne* – auf jeden Fall in jeder Brainwalking-Einheit angesprochen werden. Das kann auf unterschiedliche Weise mit immer wieder wechselnden Aufgaben geschehen.

Die *Informations-Verarbeitungs-Geschwindigkeit* umfasst den Zeitraum, der benötigt wird, um auf Informationen aus der Umwelt zu antworten, das heißt, entsprechend zu handeln. Über die Sinnesorgane werden Reize aufgenommen und in den Kurzspeicher bzw. ins Arbeitsgedächtnis geleitet. Dort werden diese Informationen bearbeitet, das heißt, der Mensch denkt nach, kombiniert neue Informationen mit schon vorhandenen, die aus dem Gedächtnis geholt werden, und kommt so schließlich zu einer Entscheidung. Diese Prozesse laufen in ungeheuer hohem Tempo ab und werden deshalb oft überhaupt nicht als Abläufe im eigentlichen Sinn erkannt.

Im Alltag ist es häufig das Sehen und Erkennen von Zeichen, die wir einordnen und entsprechend reagieren, bei denen sich die Informations-Verarbeitungs-Geschwindigkeit bemerkbar macht. Das gilt im Straßenverkehr ebenso wie im Arbeitsleben und bei vielen anderen Gelegenheiten.

Zum Training werden klassisch sogenannte *Durchstreichaufgaben* eingesetzt, bei denen es darum geht, bestimmte Zeichenkombinationen oder -muster schnell zu erkennen und anzustreichen. Das ist im Freien zwar grundsätzlich möglich, aber nicht immer machbar. Ersatzweise können Übungen ohne Papier und Stifte zum Einsatz kommen. So ist es zum Beispiel möglich, Wegweiser mit vielen Informationen zu nutzen. Hier gilt es, etwa die Anzahl der Informationen festzustellen, die ein bestimmtes Kriterium erfüllen, zum Beispiel: Wie viele Ortsnamen enthalten zwei Buchstaben, die im Alphabet aufeinanderfolgen? Bei einer solchen Aufgabe kann jeder Teilnehmer für sich überlegen. Erst nach einer angemessenen Zeit werden die Ergebnisse miteinander verglichen.

Eine andere Möglichkeit sind alle Arten von Sortieraufgaben. Da werden von der Gruppenleitung mitgebrachte oder in der Natur gesuchte Materialien nach vorgegebenen Merkmalen zügig verschiedenen Stapeln zugeordnet. Das können Spielkarten sein, aber ebenso zuvor gesuchte Teile, wie kleine Steine, Kastanien oder Ähnliches. Die Aufgabe kann zum Beispiel heißen: Jeder sucht schnell in der Umgebung 10 kleine Gegenstände zusammen. Anschließend wird alles sortiert. Dabei sollen alle Gegenstände mit gleichen Anfangsbuchstaben jeweils auf einem Stapel landen. Also **B**aumrinde zum **B**latt und **S**tein zum **S**chneckenhaus. Besonders viel Spaß macht eine solche Übung, wenn es für einen Gegenstand mehrere mögliche Bezeichnungen gibt und die Teilnehmer völlig unterschiedliche Lösungen finden. Dann kommt Kommunikation zustande und das gibt dem Gehirn jede Menge Impulse.

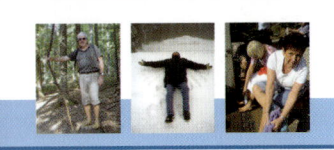

Eine andere Möglichkeit zum Training der Informations-Verarbeitungs-Geschwindigkeit ist, mit Worten bestimmte Anweisungen zu geben, die schnell in Bewegung umgesetzt werden müssen. Das ist mit etlichen Spielformen möglich. Eine der einfachsten Formen ist zum Beispiel das weithin bekannte Spiel „Alle Vögel fliegen hoch". Dabei geht es darum, beim Nennen von Begriffen immer schnell zu entscheiden, ob das Genannte fliegen kann oder nicht. Bei allem, was fliegt, werden die Arme schnell nach oben bewegt. Andernfalls muss zügig eine andere Haltung – zum Beispiel Hände auf dem Rücken verschränken – eingenommen werden. Also: Bei Flugzeug, Vogel oder Schmetterling gehen die Arme in die Höhe, bei Delfin, Auto oder Baum wandern sie auf den Rücken.

Die *Merkspanne* als zweiter wichtiger Faktor für die Kapazität des Kurzspeichers ist bereits ein erster Schritt in Richtung Gedächtnis, quasi eine Vorstufe, auch als *primäres Gedächtnis* bezeichnet. Sie umfasst einen Zeitraum von lediglich 5-7 Sekunden, die Spanne, in der uns eine Information unmittelbar und bewusst zur Verfügung steht. Es geht darum, kurzfristig etwas zu behalten – Informationen einzuspeichern und sofort anschließend, also ohne Ablenkungspause, wiederzugeben.

Diese Grundfunktion des Gehirns wird im Alltag zum Beispiel benötigt, um ein Gespräch zu verfolgen. Wir müssen Wörter für kurze Zeit verfügbar halten, um Satzteile zusammenzubringen, Bezüge dazwischen herzustellen und so den Sinn der aneinandergereihten Wörter zu verstehen. Ist ein Satz zu lang oder die Merkspanne zu kurz, klappt das nicht mehr ohne Probleme.

Beim Training ist wichtig, dass Informationen etwa im Sekundentakt angeboten werden, also eine Information pro Sekunde. Es geht darum, durch regelmäßiges Training den Zeitraum zu verlängern, nicht in erster Linie die Menge an Information zu erhöhen. Deshalb gilt es bei diesem Training vor allen Dingen, Strategien zu vermeiden. Lieber ohne Trick weniger behalten als mit Strategie mehr.

Als Gruppenleiter sollten Sie bei Übungen für die Merkspanne darauf achten, dass Einspeichern und Abrufen immer direkt aufeinanderfolgen, also keine Ablenkungsphase zwischengeschaltet ist.

Klassisch werden zum Training der Merkspanne Arbeitspapiere eingesetzt, die Reihen mit ca. sechs Informationen – Zahlen, Buchstaben, Wörter, Symbole oder Bilder – enthalten. Diese werden kurz angesehen und sollen anschließend aufgeschrieben oder genannt werden. Draußen ist es zwar unpraktisch, allen Teilnehmern jeweils solche Arbeitsblätter zu geben. Aber es ist durchaus machbar, dass Sie als Gruppenleiter zum Beispiel große Karten mit Informationen zeigen und alle sofort anschließend auf ihren Notizzetteln vermerken, was sie davon behalten haben. In ähnlicher Weise kann die Übung auf Zuruf durchgeführt werden. Statt die Information zu zeigen, wird sie nur genannt. In diesem Fall ist es für die Teilnehmenden meist einfacher, weil hier das Echogedächtnis ins Spiel kommt. Der Klang bleibt leichter im Ohr als nur das Bild.

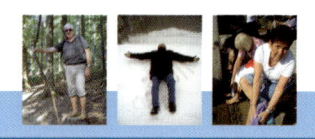

Für das Training der Merkspanne können ohne Probleme Materialien aus der Natur eingesetzt werden. Den Teilnehmern macht es meist viel Spaß, diese zunächst zu sammeln und dann damit zu üben. Immer zwei Teilnehmer legen sich gegenseitig vier, fünf oder sechs Gegenstände vor, decken sie ab und der Partner erinnert sich, was in welcher Folge dort liegt. War die Folge Kastanie – Nuss – Eichel – Blatt – Stein oder war die Reihenfolge doch anders?

Völlig ohne Material kommen Übungen aus, bei denen es darum geht, sich eine kurze Bewegungsfolge zu merken. Eine Person gibt Bewegungen im Sekundentakt vor, die anderen ahmen sofort anschließend nach, zum Beispiel: rechter Arm vor – ein Schritt nach links – hinter dem Rücken klatschen – rechter Fuß stampft – linke Hand fasst ans Ohrläppchen.

Die hier genannten Übungsformen sind ausdrücklich nur Beispiele. Welche Möglichkeiten gewählt werden, hängt immer von eigenen Vorlieben der Gruppenleitung ebenso ab wie von Teilnehmern, Wetter, Gelände, Material usw.

5.4.2 Gedächtnis

Zwar ist es nicht wirklich wichtig, das (Langzeit-)Gedächtnis zu trainieren, da dieser Teil des Gehirns viel besser funktioniert, als die meisten Menschen glauben. Trotzdem bereitet es Teilnehmern immer wieder viel Spaß. Viele suchen solche Herausforderungen, um sich selbst zu testen. Dennoch ist es für Gehirntrainer ein ungeschriebenes Gesetz, alles zu vermeiden, was an Test erinnert. Zumindest sollte es keinen direkten Vergleich zwischen einzelnen Teilnehmern geben. Eine gute Möglichkeit bieten deshalb Mannschaftsaufgaben. Dann ist niemand dem Risiko ausgesetzt, allein zu verlieren oder eine Niederlage zu erleben. In der Gruppe fällt es leichter, zu akzeptieren, dass eine andere Gruppe einfach besser abgeschnitten hat.

Möglichkeiten, das Gedächtnis zu trainieren, gibt es unterwegs in Hülle und Fülle. Was steht auf der Informationstafel am Startpunkt zur Tour? Möglichst viele Einzelheiten einprägen, zwischendurch noch mal erinnern und ganz am Ende, kurz vor der Rückkehr zum Ausgangsort, zusammentragen, was hängen geblieben ist. Oder unterwegs Stationen einplanen. An jeder Station gilt es, sich einen Begriff zu merken: Laternenpfahl, Baumstumpf, Nistkasten, Brunnen usw. Welche Mannschaft bringt am Ende die meisten oder gar alle Stationen zusammen? Alternativ kann an jeder Station anstelle eines Gegenstandes eine neue Bewegung gemerkt werden. Dazu trägt jeder Teilnehmer einen beliebigen Vorschlag bei, den alle einmal nachvollziehen und dann ins Gedächtnis einspeichern. Stimmt am Ende auch die Reihenfolge?

Wichtig ist bei dieser Art von Übungen, dass zwischen dem Einspeichern und dem Abrufen eine aktive Pause liegt. Es nützt nichts, die Inhalte während der gesamten Tour stetig vor sich hin zu sagen. Dann bleiben sie bestenfalls im Arbeitsgedächtnis, kommen aber im Gedächtnis nicht an, können also nach einer Ablenkung nicht mehr abgerufen werden. Deshalb sollten Sie als Gruppenleiter darauf achten, dass nach dem Einspeichern von Informationen immer eine gezielte Ablenkung erfolgt. Das kann eine Rechenaufgabe sein oder es wird ein Wort rückwärts buchstabiert oder eine beliebige andere Übung, die volle Aufmerksamkeit erfordert.

5.4.3 Kreativität und mehr

Das Bewegen an frischer Luft setzt ungeheure Kreativität frei. Da wundern sich viele Brainwalker über ihre eigenen Ideen. Lassen Sie die Gruppe unter bestimmten Vorgaben miteinander sprechen: Wörter suchen, Geschichten erfinden, etwas darstellen usw. In der Fortbewegung werden bei den meisten Aktiven die Gedanken nur so sprudeln. Die Einzelnen beflügeln sich gegenseitig, jedes Wort ergibt ein neues. Da entsteht Fantasievolles, Verrücktes und vor allem jede Menge Spaß.

Um das in Gang zu setzen, benötigen Sie nur ein paar Impulse: Stellt unterschiedliche Baumarten dar! Überlegt euch eine Geschichte, wie dieser Stein entstanden ist! Versetzt euch in den Vogel, der da oben auf dem Baum sitzt – welche Geschichte könnte er gerade erzählen? usw.

Wortsammlungen zu bestimmten Themen anlegen, ist eine Aufgabe, die sich in der Fortbewegung besonders erfolgreich bewältigen lässt, zum Beispiel: alles, was aus Holz ist.

DIE NATUR ERLEBEN

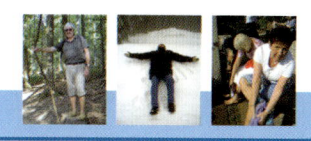

Überlegt euch Redewendungen oder Sprichworte, die ihr darstellt. Die anderen müssen später raten, zum Beispiel: Die Axt im Haus ersetzt den Zimmermann. Ähnlich funktioniert es mit der Darstellung von Begriffen, die Sie als Gruppenleiter auf Kärtchen an die Kleingruppen oder Paare verteilen.

Stellt Tiere dar, die in dieser Umgebung leben. Die anderen sollen herausfinden, um was es sich handelt.

Malt ein Motiv auf den Boden – mit einem Stock in den Sand, mit Steinen aufs Pflaster … – die anderen erraten, um was es sich handelt.

Klatscht einen Rhythmus oder denkt euch eine Bewegungsfolge aus, die die anderen nachahmen.

Baut etwas aus Materialien, die ihr bei euch habt oder in der Umgebung findet. Wer kommt darauf, was es sein soll?

Das sind nur einige Beispiele für mögliche Übungen. Viele weitere sind möglich, werden nach etwas Übung auch von den Teilnehmern vorgeschlagen.

Wenn Sie als Gruppenleiter die entsprechenden Materialien mitnehmen oder an Stationen vorbereitet haben, ist unter anderem Folgendes möglich:
- Auf dem Weg versteckte Zeichen finden, zum Beispiel Buchstaben, die am Ende zu einem Wort zusammengefügt werden sollen.
- Sich orientieren und den eigenen Weg nach einem Lageplan bzw. einer Karte oder nach einer Wegbeschreibung mit Worten suchen.
- Fotokarten von Gegenständen verteilen, die am Wegesrand gefunden werden sollen.
- Tastsäckchen mit Materialien zum Thema befühlen, beschreiben, erkennen, merken.
- Puzzle zusammensetzen, vorzugsweise mit Bildern, die zum Thema bzw. zum Weg passen.
- Silbenkärtchen zu Wörtern zusammensetzen, die mit dem Thema zu tun haben.
- …

Alle Arten von Bewegungsspielen – ohne Gerät, mit Bällen, Tüchern, Zweigen … machen an frischer Luft viel Spaß, zum Beispiel: alles aus der Natur mit der linken Hand nach links weitergeben, alles was künstlich hergestellt ist, mit der rechten Hand nach rechts weitergeben.

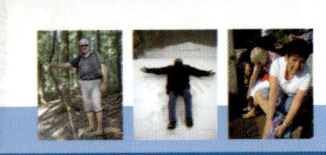

5.4.4 Vermitteln der Hintergrundinformation

Ein bisschen theoretischer Hintergrund sollte zum Brainwalking gegeben werden, damit von einer solchen Veranstaltung nicht der Eindruck eines „bloßen" Spaziergangs, einer Wanderung oder des Walkens entsteht. Wer brainwalkt, möchte wissen, was er gerade dem eigenen Gehirn Gutes tut. Die Menge an Information muss jedoch gut auf die Gruppe, ihre Interessen und ihr Vorwissen abgestimmt werden.

Vortragssequenzen der Gruppenleitung sollten auf kurze Stopps unterwegs verteilt werden. Bilder, Grafiken und Texte, die in einem gewöhnlichen Gehirntrainingskurs oft per Plakat, Folie oder Power-Point-Präsentation gezeigt werden, lassen sich im Freien auf völlig andere Weise – meist viel wirkungsvoller präsentieren. Ein Plakat, an einen Baum gepinnt, weckt viel mehr Aufmerksamkeit als die Leinwand in einem Unterrichtsraum. Das Modell der Informationsverarbeitung vor den Augen der Teilnehmer in den Sandboden gezeichnet oder mit Zweigen und Steinen aufs Pflaster gelegt, ist viel greifbarer als ein seelenloses Dia. Die Synapsenbildung in Bewegung, mit den Teilnehmern als Neurone, ist einprägsamer als ein stundenlanger Vortrag über solche Zusammenhänge.

Werden Plakate oder Bilder häufiger eingesetzt, empfiehlt es sich, diese zu laminieren. Damit werden sie unempfindlich gegen Feuchtigkeit oder Schmutz und sind mehrfach zu benutzen. Geschickt ist allerdings, bei solchen Vorlagen, die größer als DIN A4 sind, dünne Laminierfolien zu benutzen, damit sie gerollt werden können und so gut zu transportieren sind.

Theoretischer Hintergrund gehört zu einmaligen Veranstaltungen ebenso wie zu Kursen mit mehreren Terminen dazu. Insbesondere bei Kursen können zusätzlich Teilnehmerunterlagen ausgegeben werden, die die theoretischen Erläuterungen noch einmal zusammenfassen, Grafiken zum Nachvollziehen zu Hause, Tipps für Trainingsmöglichkeiten im Alltag oder Arbeitsblätter mit Aufgaben, die bis zum nächsten Treffen erledigt werden können. Eine Kursmappe gehört bei Gehirntrainingsangeboten in geschlossenen Räumen in der Regel zu den Standardleistungen. Beim Brainwalking ist sie ebenfalls für Teilnehmende hilfreich, muss aber nicht zu jedem Termin mitgebracht werden. Das wäre unterwegs meist unnötiger Ballast.

6

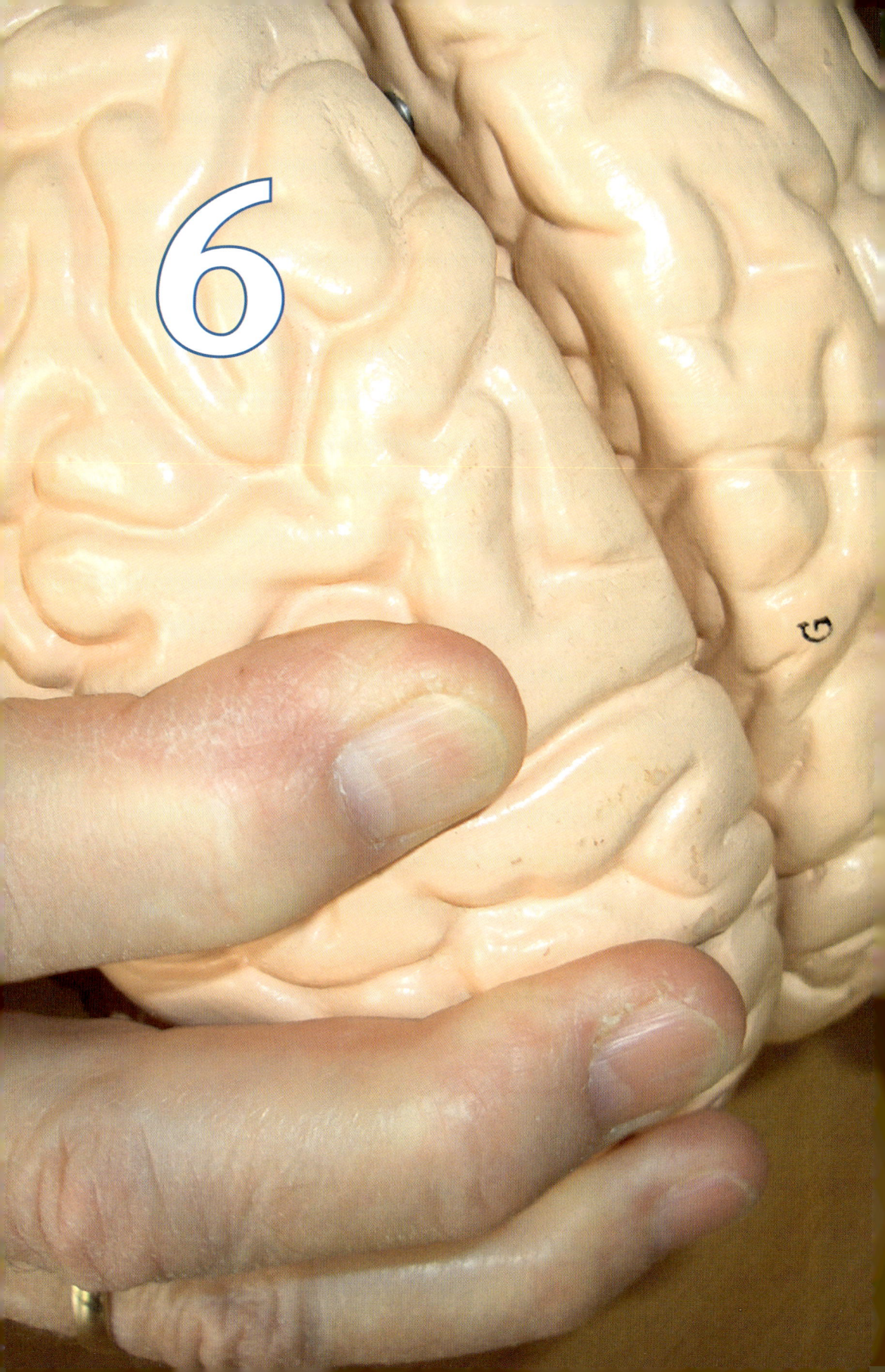

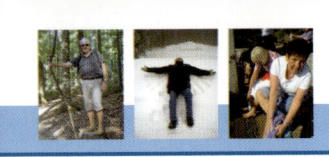

6 LITERATUR, SPIELE & ADRESSEN

6.1 Literatur und Spiele

Andrack, M. (2006). *Wandern. Das deutsche Mittelgebirge für Amateure und Profis.* Kiepenheuer & Witsch, Köln.

Dierschke, V. (2007). *Welcher Vogel ist das?* Franckh-Kosmos Verlag, Stuttgart.

Jacobs University (2009). *Fitness fürs Gehirn.* Ü-Magazin, Nr. 6, 7ff.

Jasper, B. M. (2009). *WABE. Spaß haben und trainieren mit Farben und Zahlen.* Vincentz Network, Hannover (Spiel).

Jasper, B. M. (2008). *Brainfitness.* Meyer & Meyer Verlag, Aachen, 2. überarbeitete Auflage.

Jasper, B. M. (2007). *Farbenfroh aktivieren. Mit Rot, Gelb, Blau das Gedächtnis trainieren, die Bewegung fördern.* Vincentz Network, Hannover.

Jasper, B. M. (2004). *Das Vielspiel. Geistige Fitness durch Sortieren, Kombinieren, Assoziieren und Fantasieren.* Vincentz Network, Hannover (Spiel).

Jasper, B. M. (2002). *Koordination & Gehirnjogging.* Meyer & Meyer Verlag, Aachen.

Jasper, B. M. (2002). *Buchstabensalat und Bierdeckel-Lauf. 51 unterhaltsame Gruppenspiele für mehr körperliche und geistige Fitness.* Vless Verlag, Ebersberg.

Katz, L. C. & Rubin, M. (2001). *Neurobics. Fit im Kopf.* Goldmann Verlag, München.

Mayer, J. (2009). *Welcher Baum ist das? 170 Bäume einfach bestimmen.* Franckh-Kosmos Verlag, 2. Auflage, Stuttgart.

Spohn, M., Spohn, R., Aichele, D. (2008). *Was blüht denn da? Wildwachsende Blütenpflanzen Mitteleuropas.* Franckh-Kosmos Verlag, 2. Auflage, Stuttgart.

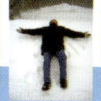

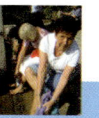

LITERATUR UND SPIELE

Stichmann-Marny, U. & Kretzschmar, E. (2008). *Der neue Kosmos Tier- und Pflanzenführer.* Franckh-Kosmos Verlag, 7. Auflage, Stuttgart.

Zeitschriften:
Im Übungsleitermagazin des DTB (Ausgaben 2010) sind einige Beiträge zum Thema „Brainfitness" erschienen. Entsprechende Hefte können über den Meyer & Meyer Verlag bezogen werden unter vertrieb@m-m-sports.com.

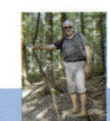

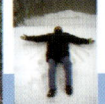

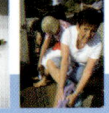

6.2 Adressen

Deutscher Turner-Bund
Otto-Fleck-Schneise 8
60528 Frankfurt/Main
Tel. +49 (0)69/678 01 - 0
Fax +49 (0)69/678 01 - 179
hotline@dtb-online.de
www.dtb-online.de

DTB-Akademie
Otto-Fleck-Schneise 8
60528 Frankfurt/Main
Tel. +49(0)69/678 01-134/189
Fax +49(0)69/678 01-179
DTB-Akademie@dtb-online.de
www.dtb-akademie.de

Deutscher Olympischer Sportbund
Otto-Fleck-Schneise 12
60528 Frankfurt am Main
Tel. +49 (0)69/670 00
Fax +49 (0)69/67 49 06
office(@)dosb.de
www.dosb.de
www.richtigfitab50.de/rf50/gehirnsport

Denk-Werkstatt®
Bettina M. Jasper
Auf der Golz 2
77887 Sasbachwalden
Tel. 07841/2 81 09
Bettina.Jasper@denk-werkstatt.com
www.denk-werkstatt.com

ADRESSEN

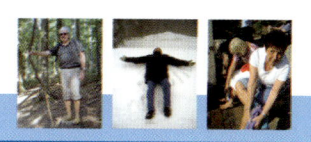

WissIOMed
Eichenbachstr. 15
77716 Haslach i. K.
Tel. +49(0)7832/5828 oder +49(0)7835/548070
Fax +49(0)7832/4804 oder +49(0)7835/548072
wissiomed@t-online.de
www.wissiomed.de

Gesellschaft für Gehirntraining e. V.
Postfach 1420
85555 Ebersberg
Tel.: 08092/864930
Fax: 08092/864950
info@gfg-online.de
www.gfg-online.de

GfG TrainerKolleg GmbH
Valentingasse 9
85560 Ebersberg
Tel. +49(0)8092/864940
Fax +49(0)8092/864950
info@gfg-trainerkolleg.de
www.gfg-trainerkolleg.de

Bundesverband Gedächtnistraining e. V.
Bahnhofstraße 12
65510 Idstein
Tel. +49(0)6126/50578-0
servicebuero@bvgt.de
www.bvgt.de

Internetadresse für kostenfreie Sudokus
www.sudoku-puzzles.net

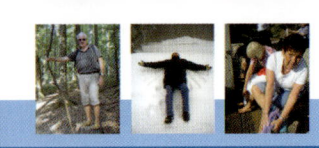

6.3 Dank

Für das Gelingen eines Buchprojekts ist nicht nur die Autorin verantwortlich. Eine Reihe von Menschen ist daran beteiligt. Sie alle sorgen dafür, dass die nötigen Rahmenbedingungen geschaffen werden und am Ende ein harmonisches Ganzes entstehen kann.

Der Deutsche Turner-Bund trägt die Idee der Kombination von Bewegung und Gehirntraining seit vielen Jahren mit und unterstützt sie in Form von Veranstaltungen, Fortbildungskonzepten und Publikationen. Mein Dank dafür gilt insbesondere Pia Pauly und Petra Regelin, die in diesem Bereich immer wieder offen für Neues sind.

Der Meyer & Meyer Verlag zeigte von Anfang an Interesse an diesem Buchprojekt. Die Zusammenarbeit, besonders mit Alexa Deutz und Sandra Majewski, verlief unkompliziert, unbürokratisch und angenehm. Diese beiden sowie andere Verantwortliche im Verlag, zum Beispiel für die Grafik und für die Herstellung, sorgten für eine schnelle Umsetzung vom Manuskript zum fertigen Buch.

Mein Dank richtet sich außerdem an den Turnverein Achern und hier ausdrücklich an Renate Reichenbach, die mit viel Engagement dazu beitrug, dass Mitglieder der Walking-Gruppen immer wieder bereit waren, sich fotografieren zu lassen.

Wichtige Unterstützung gaben mir Mary und Clemens Rennebaum, Barbara und Dieter Heidges sowie Karin und Peter Gloge, die zahlreiche Ideen einbrachten, Fotoaktivitäten bei privaten Unternehmungen geduldig ertrugen und keine Scheu vor der Kamera zeigten.

Bettina M. Jasper

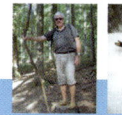

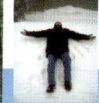

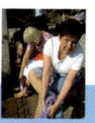

6.4 Bildnachweis

Coverfoto: © Fotolia.com
Covergestaltung: Sabine Groten
Bilder und Grafiken Innenteil: Bettina M. Jasper

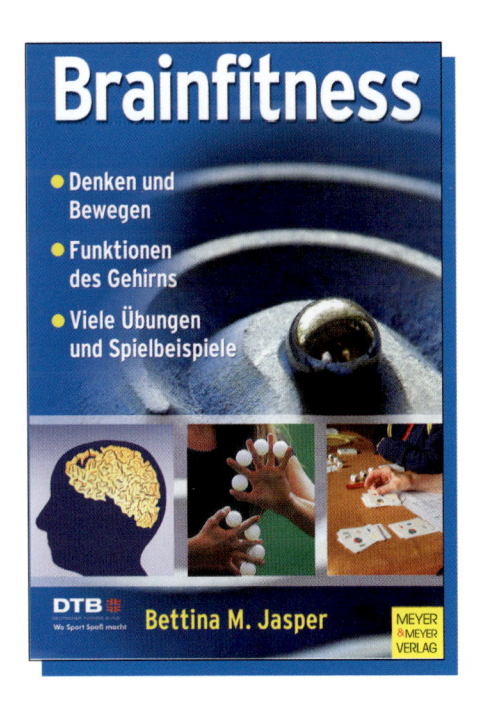

Wo Sport Spaß macht
Bettina M. Jasper
BRAINFITNESS
Denken und Bewegen

Körperliches Training hat auf geistige Leistungsfähigkeit positive Einflüsse. Diese Tatsache gilt auch umgekehrt. Sowohl Bewegungsexperten als auch Gehirntrainer erhalten hier eine Vielzahl an Übungs- und Spielbeispielen für die Praxis.

2., überarbeitete Auflage.
Auch in englischer Sprache
168 Seiten, in Farbe, 65 Fotos, 14 Abb.
Paperback mit Fadenheftung, 16,5 x 24 cm
ISBN 978-3-89899-418-7
€ [D] 16,95 / SFr 29,50*

Wo Sport Spaß macht
Marianne Eisenburger
AKTIVIEREN UND BEWEGEN
von älteren Menschen

Das Buch zeigt, dass eine ganzheitliche Aktivierung und psychosoziale Betreuung älterer Menschen abwechslungsreiche, anregende und heitere Förderstunden beinhaltet. Es liefert eine Fülle von Anregungen für die Gestaltung von Gruppenstunden.

5., überarbeitete Auflage
136 Seiten, in Farbe, 36 Fotos
Klappenbroschur, 16,5 x 24 cm
ISBN 978-3-89899-545-0
€ [D] 16,95 / SFr 29,50*

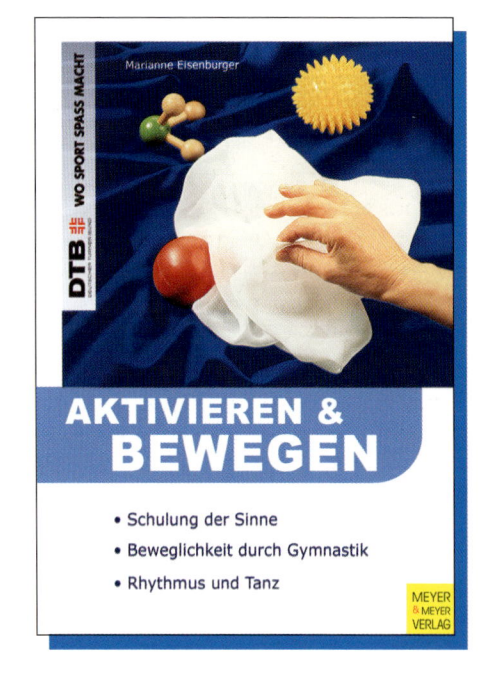

**Weitere Titel der Reihe „Wo Sport Spaß macht"
finden Sie auf
www.dersportverlag.de**

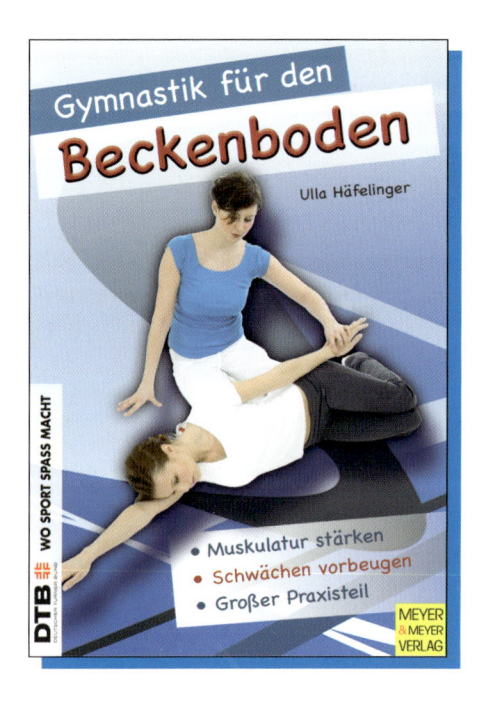

Wo Sport Spaß macht
Ulla Häfelinger
GYMNASTIK FÜR DEN BECKENBODEN

Die Beckenbodenschwäche mit all ihren Symptomen ist immer noch ein Tabuthema. Mit diesem Buch sollen nicht nur Übungsleiter angesprochen werden, sondern es gibt auch wertvolle Hilfestellungen für die Betroffenen selbst.

5., überarbeitete Auflage
120 Seiten, in Farbe, 125 Fotos, 23 Abb.
Paperback mit Fadenheftung, 16,5 x 24 cm
ISBN 978-3-89899-539-9
€ [D] 16,95 / SFr 29,50*

Wo Sport Spaß macht
Wilhelm Kelber-Bretz
FINGERSPIELE
Spiele und Tricks für Jung und Alt

Geschicklichkeitsspiele, Fingerfertigkeiten und Taschenspielertricks gehörten einst zum allgemeinen Kulturgut. Der Autor lässt diese Fertigkeiten wieder aufleben und liefert viele Ideen für Fingerspiele vom Kleinkind- bis zum Seniorenalter.

152 Seiten, in Farbe, 199 Fotos, 25 Abb.
Paperback mit Fadenheftung, 14,8 x 21 cm
ISBN 978-3-89899-056-1
€ [D] 16,95 / SFr 29,50*

Preisänderungen vorbehalten und Preisangaben ohne Gewähr!
* Preise in SFr unverbindliche Preisempfehlung; alle €-Preise sind €-[D]-Preise

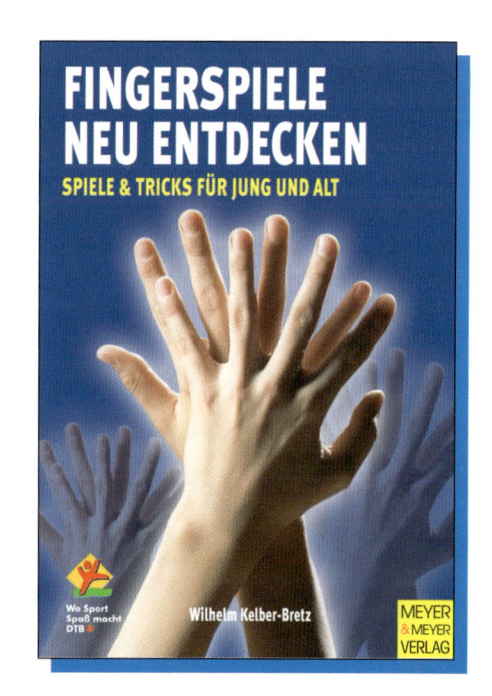

MEYER & MEYER VERLAG
Von-Coels-Str. 390
52080 Aachen

Tel.: 02 41 - 9 58 10 - 13
Fax: 02 41 - 9 58 10 - 10
E-mail: vertrieb@m-m-sports.com